当代卫生事业管理学术丛书

困境与改革：
我国村医队伍职业化建设

高红霞　著

本书得到湖北省高校人文社科重点研究基地
——农村健康服务研究中心资助

科学出版社

北　京

内 容 简 介

本书是一本直面我国农村健康守门人队伍的现实困境，提出村医职业系统化改革的著作。全书共分十一章，首先通过分析历史和农村社会环境，肯定村医队伍的社会价值和"不可或缺性"，并提出这支队伍面临质量提升和建设困境、需要进行整体性改革的迫切性。其次提出清晰又系统的村医队伍职业化建设理论模型，将村医的功能、价值、职业资格、职业保障等纳入系统考虑，对各职业要素进行详细论证分析。最后提出以职业资格为切入点、三阶段分步走的村医队伍职业化建设路径。在论述中，本书将村医队伍建设中的政府与市场、县域卫生系统、乡村两级管理等纳入综合思考。

本书适合作为公共管理类专业领域研究的参考书籍，也可供农村基层卫生政策改革实践借鉴。

图书在版编目（CIP）数据

困境与改革：我国村医队伍职业化建设 / 高红霞著. —北京：科学出版社，2022.10

（当代卫生事业管理学术丛书）

ISBN 978-7-03-071519-7

Ⅰ. ①困… Ⅱ. ①高… Ⅲ. ①乡村医生－人才培养－研究－中国 Ⅳ. ①R192.3

中国版本图书馆 CIP 数据核字（2022）第 030216 号

责任编辑：徐 倩 / 责任校对：贾娜娜
责任印制：张 伟 / 封面设计：无极书装

科 学 出 版 社 出版
北京东黄城根北街 16 号
邮政编码：100717
http://www.sciencep.com

北京虎彩文化传播有限公司 印刷
科学出版社发行 各地新华书店经销

*

2022 年 10 月第 一 版 开本：720 × 1000 1/16
2022 年 10 月第一次印刷 印张：13 1/2
字数：270 000

定价：136.00 元
（如有印装质量问题，我社负责调换）

作者简介

　　高红霞，华中科技大学医药卫生管理学院教授，硕士生导师，管理学博士。近 20 年来，聚焦农村卫生政策与管理，潜心研究县域卫生服务体系、村卫生室和乡村医生服务、农村家庭医生签约服务等。主持国家社会科学基金项目 2 项、教育部人文社会科学研究项目 2 项，教育部人文社会科学重大项目子课题 1 项，以及省部级项目十余项。担任十多家国际与国内期刊的审稿专家，在学术期刊上发表论文近 40 篇，出版专著 1 部。

总　序

一

《易经》有云："举而措之天下之民，谓之事业。"卫生事业，则以保障和促进人民身体健康为使命，以社会稳定和发展为目标。它关系到千家万户的幸福安康，关系国家和民族的未来。因此，卫生事业的使命是伟大的，其性质是神圣的。而在这宏伟而灿烂的旗帜指引下，运用知识、学术去推动卫生事业的发展，去寻求解决卫生事业发展历程中面临的问题和困境之路，这一力量也是非凡的。

二

谈起卫生，人们往往将其与生命健康相联系。诚然，卫生事业管理作为以保障公众健康为宗旨的一门学科，在经历了近 30 年的发展历程后，已逐渐走向成熟；并在相关学科的渗透和影响下，其内容不断丰富、发展、系统和科学。特别是在社会医学视野下，卫生事业管理立足于以医学和管理科学为核心的跨学科发展模式不断拓展，已经形成了卫生政策规划、卫生制度健全、卫生资源配置、卫生服务保障、卫生法律法规、卫生经济管理、卫生信息管理等多位一体的全方位、多维度研究模式。

与此同时，卫生事业体现了政府和社会的责任，卫生事业发展要求同国民经济和社会发展相协调。改革开放以来，政府对卫生事业日益重视，中国卫生事业快速发展，医疗技术水平提高了，服务规模扩大了，医疗保障制度逐步健全了，传染病有效控制了……

这些都是卫生领域的福音。但我们也要认识到，困境、障碍、瓶颈同时也困扰着卫生事业的发展，公正、公平、正义等卫生价值体系需要我们去厘清和实现。而对此，知识分子是能够做一些事情的。

同济，蕴含同舟共济之意。同济学人时刻投身于卫生领域，在卫生事业发展历程中，与社会各界人士同一方水土，共一番事业。华中科技大学同济医学院医药卫生管理学院始建于 2001 年，是教育部部属高校唯一的一所集教学、科研、培训和咨询为一体的医药卫生管理学院，多年来广大师生同策同力，共同组建了一支充满创新和探索精神的卫生事业管理研究队伍，承担大量国际国内研究项目，产出了一系列学术成果。

为推动卫生事业管理学科领域的发展，分享学院的学术见解，在科学出版社的大力支持下，并报有关部门批准，我们拟用 3 年时间出版"当代卫生事业管理学术丛书"，并邀请国内外知名学者担任本丛书的学术顾问。

本丛书包括著作十余部，其内容主要基于学院教师承担的国家自然科学基金、国家社会科学基金、国家科技支撑计划等重要科研项目，围绕国家医疗卫生政策、医疗卫生改革、国家基本医疗保障、社区医疗与新型农村合作医疗、医院管理理论与实践、国家与区域卫生信息化、卫生与健康信息资源管理等方面的相关研究成果进行出版。

就理论研究而言，本丛书将从多角度、多层次论证我国医疗卫生事业发展的宏微观问题，完善新时期我国卫生事业发展学术研究框架，表现并提升我国在该学科的研究能力；就学术应用而言，本丛书将在大量论证的基础上，提出具体方案，以支撑我国医疗卫生事业的政策规划、医疗卫生改革的深化推进、医疗卫生机构的管理运行实践；就学科发展而言，本丛书将广泛借鉴国内外医疗卫生事业管理学科的重要研究成果，引入最新研究方法与手段，对我国卫生事业管理学科体系的健全、内容的拓展、方法的更新和研究的深入具有重要价值。

我们希望"当代卫生事业管理学术丛书"的出版能对卫生事业管理研究有所推动；能对卫生事业管理实践有所裨益；能对我国甚至全世界的卫生事业发展有所贡献。这是本丛书所有编写人员希望看到的。但是否做到了，则留待广大的读者朋友去评判了。

华中科技大学同济医学院医药卫生管理学院

2014 年 5 月 20 日

前　言

村医工作在农村最基层，是国家向农村居民提供健康服务的核心人员，是最贴近老百姓的健康守门人。这支队伍最早出现在 20 世纪 50 年代，当时被称为"赤脚医生"。赤脚医生对当时缺医少药的农村解决严峻的疾病、传染病问题做出了重要贡献，与农村合作医疗制度、农村三级医疗预防保健网一起被世界卫生组织誉为"中国农村卫生工作的三大法宝"。在现代社会中，纵然时代进步使国家的经济、社会、环境等发生了重大变化，但这支队伍在健康领域发挥的作用依然不容小觑。他们是了解农民的健康管理者，是农村居民的健康意见领袖，当农村居民患病时有一大半会选择村卫生室作为首诊机构。村医的工作具有引导卫生资源秩序合理流向、配置和重组有限的区域卫生资源、发挥公共卫生服务的长期效益等巨大的社会价值。在新型冠状病毒肺炎疫情（简称新冠肺炎疫情）防控中，144 万名村医助力农村疫情防控，进行人员排查、筛查病患等，承担了大量的突发公共卫生工作。

国家一直非常重视村医队伍的建设。进入 21 世纪以来，中央和地方政府出台了一系列关于村医的政策文件和改革方案，覆盖村医队伍的准入与构成、素质与能力、保障与待遇、培训与培养等各方面，以期稳定村医队伍、改善村医的数量和质量问题，推进村医队伍的建设。但当前这支队伍的职业能力、职位认同和稳定性等问题依旧存在，农村居民对健康服务的需求与当前村医队伍的有限服务供给之间的矛盾依旧突出。此外，伴随着传统农村向现代农村的转变，农村的传统人口、空间、经济等特征发生变化，农民健康需求、人口结构、交通、通信等无不对村医工作内容和工作方式提出新要求。因此，村医队伍建设面临时代性差距，健康服务模式等需要进行地域性细分。

村医队伍建设需要运用协调与整合理念，以整体性解决思路，求解村医队伍的发展与走向。本书提出以村医队伍职业化建设为主线和改革方向，这是一种很好的村医队伍建设合力之策。通过职业化建设，力争形成系统化、规范化的村医职业管理环境与机制。第一步，村医需要有明确的价值功能定位和职业属性。村医的社会价值得到历史和现实的充分肯定，国家政策对村卫生室、村医的功能和服务内容一直都非常明确，即提供基本医疗服务、基本公共卫生服务和个性化健康服务。当然，在现实中村医功能的发挥状况、路径以及具体工作内容等，受到队伍所处的系统环境政策等综合影响，从而呈现差异。例如，县域医共体建设、家庭医生团队模式、乡村两级管理机制等，都对村医功能实现产生直接影响。但是，村医的职业属性缺乏清晰定位，未纳入专业卫生技术人员范畴，并导致当前村医职业认同感低、队伍不稳定等问题。职业化建设首先需要明确村医的职业属性，准确回答村医的"我是谁""我需要做什么"的问题。第二步，职业属性、功能定位对村医的职业准入和执业资格提出要求，并要求赋予村医获得满足"付出—回报平衡"的职业薪酬与职业保障。第三步，职业化建设将会使村医队伍的职业认同感提高，使村医发展成为一种稳定的、获得认同的社会职业。

我们也可以预见村医队伍职业化建设中将面临的障碍与困难，职业资格改革与提升的难度相当大。2019 年底我国村医队伍中只有 43.55 万名执业（助理）医师，仍有 79.21 万名乡村医师。而且在这近 80 万人群中，64.5%处于 55 岁以下。如何让他们的执业能力上升，是职业化改革进程中无法绕开的问题。而职业资格又可以说是整个职业化改革的钥匙，它联动着村医队伍的功能发挥、职业保障、职业认同等众多要素的改革。另外，按照职业化退出机制，60 岁以上的村医需要退出队伍，而目前处于这个年龄段的村医占 26.8%，一旦退出，空缺的岗位如何补充，也是需要解决的问题。

当然，改革不会在困难面前止步。随着国家对卫生技术人员的培养、配置、激励等政策的不断调整，国家的卫生系统资源大环境将逐渐优化，村医队伍建设的条件也将改善。2021 年，中共中央办公厅、国务院办公厅印发《关于加快推进乡村人才振兴的意见》，提出要加强乡村卫生健康人才队伍建设，乡村卫生健康人才将由此迎来又一次重大调整的机遇。《关于加快推进乡村人才振兴的意见》着重对村医的补助、待遇、养老、资格考试、订单培养等进行强调，为村医职业化要素推进开创了良好的政策环境。我们认为，通过职业化建设，当前困扰村医队伍发展的瓶颈也许会被突破，村医将实现有"为"和有"位"。村医队伍将以新的形象继续活跃在农村基层卫生与健康领域，在健康中国战略和乡村振兴战略推进与实现中担任起新时代的使命。

目　　录

第一章 导 论

村医（又被称为乡村医生）是国家向农村居民提供基本医疗卫生服务的核心人员，这支队伍工作在农村最基层，主要工作场所是村卫生室。广义的村医泛指工作在村卫生室的所有村级卫生人力资源，包括医师、注册护士、药师、卫生员等，其中医师是主体。受到历史发展和农村环境的局限，我国现有的村医群体大部分持乡村医师资格证书，负有浓厚的赤脚医生历史特征及半医半农身份特征。随着国家对村医队伍准入的要求提升，该群体中持有执业（助理）医师资格的比例在逐年上升。

《2020 中国卫生健康统计年鉴》的数据显示，截至 2019 年底，我国村卫生室共计 61.61 万个，从业人员数达 144.55 万人，其中执业（助理）医师 43.55 万人，乡村医师 79.21 万人，注册护士为 16.76 万人。本书站在历史、现实和未来的多重角度，既肯定传统乡村医生在我国农村的历史和现实意义，也遵从时代和社会发展带来的村医队伍能力和素质提升需求，赞同村医的职业资格需要由乡村医师资格逐渐向执业（助理）医师资格和乡村全科执业（助理）医师资格转变的趋势。另外，如没有特殊说明，本书中对村医的讨论皆出于"广义的村级卫生人力资源"的概念界定。

第一节 历史和时代需要村医

一、村医对于基层健康的意义

（一）农村健康守门人

村卫生室是农村三级卫生服务网的"网底"，村医承担着村民"小病不出村"的基本医疗和基本公共卫生服务的重任，以及留守家庭随访、临终关怀等个性化健康服务，以满足农村居民卫生服务需求，保障村民在家门口就能够享受到基本的医疗和卫生保健服务。自 2015 年国务院常务会议提出"乡村医生是最贴近亿万农村居民的健康'守护人'"以来[①]，队伍的基层健康卫士形象就不断深入人心。

[①] 《为最贴近亿万农村居民的健康"守护人"提供政策保障——解读国务院常务会议部署加强乡村医生队伍建设》，http://www.gov.cn/guowuyuan/2015-01/19/content_2858971.htm[2015-01-19]。

在每年的全国卫生服务总量中，很大一部分服务量由村医提供。国家数据显示，2019 年村卫生室诊疗人次占全国总诊疗次数的 18.40%；承担的基本公共卫生任务约占全国总工作量的 40%，工作内容覆盖健康教育、健康档案管理、重点人群健康管理、预防接种、法定传染病与突发公共卫生事件管理等。

除传统的功能定位内容外，村医还是农村健康行为与知识、用药和就医引导的意见领袖，具有社区健康促进、村民心理疏导等功能[1]。同时，农村重大公共卫生项目离不开村医的参与，如两癌筛查、农村改厕、增补叶酸预防神经管缺陷等。村医负责重大公共卫生项目的居民信息登记采集、政策讲解、组织和现场维护秩序等工作。在一些项目如农村改厕中，村医需要与村委会一起，到居民家中对改厕进行指导。

正是由于村医的工作内容具有涵盖面广、工作量大的特征，因此他们对农村健康所发挥的作用是不可磨灭的。村医被誉为"最基层医疗服务的卫士"，是全国农村的健康守门人。

（二）国家卫生资源使用效率的抓手

20 世纪 60 年代，中国农村卫生工作发展出赤脚医生、农村合作医疗制度和农村三级医疗预防保健网"三大法宝"，改变了当时的农村医疗条件和健康水平。尽管村医的服务场所主要是在农村，服务对象也主要是农村居民，但是村医的健康功能可走出农村，放大至全国层面。因为他们不仅满足了农村基层老百姓的健康服务需求，而且通过对病人实行首诊、发挥家庭签约医生职责等，引导居民在基层就诊，对整个国家的就医格局完善、病源分流、提高卫生资源效率等发挥着关键作用，有利于促进分级诊疗目标的实现，促进卫生资源的合理配置和使用。

同时，村医的基本公共卫生工作，如健康档案管理、健康教育、重点人群管理等，都具有长期社会效益特征，将从长远上提高卫生资源效率，发挥预防在整个健康管理中的重大作用。因此，村医队伍是保障国家卫生资源使用效率的重要抓手。由村医和乡镇卫生院等组成的家庭签约医生团队，通过基本公共卫生工作的开展，有效落实对高血压、糖尿病患者的随访，有助于农村慢性病的规范管理，提升患者的健康知识知晓、健康行为自控和服从管理的依从性等，有效遏制患者的病情发展。

（三）村卫生室将持续是农村人口的就医首选

第五次国家卫生服务调查显示，对于一般性疾病，93.0%的农村家庭选择到基层卫生机构就医，农村地区两周患病率人群第一次就诊选择村卫生室占比为52.6%，东部、中部、西部占比分别为51.0%、59.3%和48.0%。即使城镇化带来农村人口外流，但是对于农村老年人口、留守老人等人群而言，若要快捷、便利地获取卫生服务，仍然需要依靠村卫生室和村医。

（四）村医在健康中国战略中担负时代重任

2016年，习近平在全国卫生与健康大会上强调"把人民健康放在优先发展战略地位"①，2017年在党的十九大报告中提出"实施健康中国战略"②。健康中国战略以提高老百姓的健康水平为目标，以解决威胁和潜在的城乡居民健康风险的主要因素为重点，全方位、全周期保障国民健康。农村基层健康服务是健康中国战略发展的重点领域，直接关系着我国2/3人口的健康利益。如何根据农村居民的健康服务特征和需求变化，提供适宜的农村健康服务，是健康中国战略实现进程中不可回避的问题。

在推进健康中国建设的主要原则中，公平公正原则的实现直接与村医相关。"健康优先"要求将健康上升至优先发展的战略地位，把健康促进理念与制定实施公共政策的全过程相融合。在公平公正原则下，农村和基层是健康战略的重点。如何促进健康领域基本公共服务均等化、维持基本医疗卫生服务的公益性、缩小居民的基本健康服务需求和提供方的健康服务能力之间的差距，是健康中国战略目标下和国家健康公共政策规划下，村医所担负的时代任务[2]。

（五）乡村振兴战略呼唤村医队伍建设

2017年12月中央农村工作会议首次提出走中国特色社会主义乡村振兴道路，包括实现"产业兴旺、生态宜居、乡风文明、治理有效、生活富裕"的各种指标，涉及诸多工作任务，集中反映在就医、就学和就业等方面，核心是提高农民的获得感、幸福感和安全感。乡村振兴战略带来农村发展新面貌，各项事业、服务面临全面发展契机。农民、经济、卫生等本来都同属农村大系统，卫生服务问题不仅涉及健康领域，还关系着地方和区域的经济发展与民生融合。

农村地广人多，但医疗资源匮乏，农民幸福感低。与城市社区卫生服务相比，

---

① 《习近平：把人民健康放在优先发展战略地位》，http://www.xinhuanet.com//politics/2016-08/20/c_1119425802.htm [2021-09-15]。

② 《习近平：决胜全面建成小康社会 夺取新时代中国特色社会主义伟大胜利——在中国共产党第十九次全国代表大会上的报告》，http://www.gov.cn/zhuanti/2017-10/27/content_5234876.htm[2021-09-15]。

当前乡镇卫生院和村卫生室的健康服务相对落后。社区卫生服务中心在床位、卫生技术人员和卫生设施方面的医疗卫生资源配置均高于乡镇卫生院[3]，村卫生室的人员、技术、硬件配置等也低于城市社区卫生服务站。乡村振兴战略将推动卫生服务的供给侧结构性改革，加快农村公共卫生服务基础建设，加强农村医疗卫生机构的健康服务能力建设，协调城乡卫生资源配置，缩小基本健康服务和健康水平在城乡、地区、人群间的差异。

　　健康乡村建设是乡村振兴战略的重要内容，村医队伍是健康乡村目标实现的关键。通过村医队伍建设，不断适应乡村振兴战略实施，促进健康乡村目标实现。村医的功能定位将跟随乡村振兴战略做出调整，保障农村居民获得与城市居民同质的健康服务。

二、不同历史阶段的村医队伍

（一）赤脚医生阶段与特征

　　本阶段为 1952 年至 1985 年，基本特征可以概括为"不拿工资，帮助种地，亦工亦农，赤脚行医"[4]。①半农半医身份特征，在做赤脚医生的同时不脱离农业生产劳动；②赤脚医生队伍总体学历层次低、技术水平低，基本是从持有初小（指当时的小学一年级到四年级，学生读完四年级的称为初小毕业）、高小（指当时学生读完六年级的称为高小毕业）文凭的青年农民中筛选出来，在县乡医疗卫生机构经过 1～3 个月培训后上岗；③岗位职责明确，开展简单的防病治病工作，集基本医疗与预防保健为一体。不仅政府、社会高度关注赤脚医生，在学术研究领域，也出现了对赤脚医生的研究热潮，一直持续到 1985 年。

　　这个时期的赤脚医生工作可以高度概括为三个字：公益性。在农村合作医疗制度模式下，承担农民医疗保健服务的生产者是农村三级医疗预防体系，即县级医院、公社卫生院和大队卫生保健室。赤脚医生是大队卫生保健室主要人员，遵循"预防为主"卫生工作方针，采取低廉的针灸疗法和中草药，提供低成本的医疗卫生服务，依靠工分获取收入，不存在依靠提供过度医疗来提高个人收入的现象，强调服务的公益性。同时，医疗服务监管者、提供者和消费者之间也没有实质性的利益矛盾和冲突。相反，由于赤脚医生依靠工分获取报酬，与集体农民之间形成了一种休戚相关的共同利益关系。赤脚医生亦农亦医，坚持参加集体生产劳动，与广大农民形成了贴心的乡情关系网络。在这个时期，赤脚医生的社会知名度和荣誉度比较高，村民予以赤脚医生政治信赖和文化崇拜，也极其需要这种方便而实惠的行医方式[5]。

（二）自由竞争阶段的村医

本阶段主要为 1986 年至 2008 年。20 世纪八九十年代，赤脚医生的政治环境、经济基础和社会环境发生变化。人民公社制度的废除改变了赤脚医生的政治生态环境，赤脚医生及农村合作医疗制度的经济基础被动摇，也带来农村基层服务功能的弱化。户籍管理松动、村民自治制度和市场经济发展等，改变了赤脚医生及农村合作医疗制度的社会基础[6]。在这种环境下，赤脚医生的地位、角色和功能、身份发生变化。

20 世纪 80 年代，国家建立赤脚医生考试制度，通过考试的颁发乡村医生证书，没有通过的被列入卫生员，并于 1985 年彻底停止了赤脚医生的称谓。乡村医生的叫法由此产生并延续至今，集合了执业资格和职业身份的双重判断，即使在当前村医资格由乡村医师资格提升为执业医师资格，老百姓还是习惯以乡村医生来称呼。考试改革带来的影响是：原先的赤脚医生一部分回家务农，一部分优秀者被调入乡镇卫生院，其余的继续行医，但是身份发生了变化，成为"在市场利益的驱动下通过治病救人来赚钱的经济人"[7]。

1. 本阶段初期的主要特征

从 20 世纪 80 年代一直到 2003 年，村医处于以基本医疗为主的自谋生计阶段，承包村卫生室或开办个体诊所，收入主要依靠自身的能力和技能，以及药品销售[8]。此环境导致乡村公共卫生遭到严重削弱，以及出现不规范行医、恶性竞争等行为。此时的村卫生室尽管还承担部分公共卫生职能，但对职能的内容和数量没有强制性规定。

针对当时的村医角色，学术界存在争论。观点之一认为村医个体行医是一种好形式，鼓励村医自办卫生机构、充分发挥村医的积极性[9]；同时对自办条件如技术水平、组织支持、上级医疗卫生机构单位的指导和帮助等提出相应要求；还开展了村医、卫生员联合集资办医等探索。[10]也有观点提出村医独资办医的缺陷，即偏离互助互济的原则、不利于实施初级卫生保健、引起农民健康素质下降。由于村医的业务收入与报酬捆绑在一起，容易发生药品价格和收费标准虚高、药物使用不合理、倾向于使用贵重药品等问题，给农民带来潜在的看不起病的风险，容易发生因病致贫。[11]

在宏观环境改变影响下，赤脚医生在农村医疗服务体系中的位置、角色、利益关系等也随之变化。赤脚医生失去了集体经济下的职业和经济的优越感，不再是农村健康服务的主动参与者，表现出"旁观者"特征。赤脚医生之间、赤脚医生和卫生院之间也由"三级网络的支撑者"转变为"医疗服务市场的竞争者"。同时由于当时政府对医疗机构投入的严重不足，以及医药定价机制的不合理等，农村各类医疗机构逐渐偏离了公益性原则，走上市场化、营利化道路，这种转变也影响着村医，其医疗工作的谋利特征开始明显，村医和农村的关系由温情的乡土亲情关系转为经济利益关系。

2. 2003 年的转折

从 2003 年开始，我国实行新型农村合作医疗制度，为村医和农民重新搭建了农村基层卫生服务的提供和获取平台。严重急性呼吸综合征（severe acute respiratory syndrome，SARS）疫情让政府看到农村基层卫生服务的重要性，以及村医在农村卫生服务中的独特性，促进了村医的公益特征重新回归。当时的村医被广泛发动，奔波在第一线，为疫情的控制发挥了重要作用，国家对村医承担基本公共卫生职能开始关注。大部分村卫生室成为新型农村合作医疗的定点机构，带动了村医基本医疗业务的空前发展。同时在乡村一体化管理等政策下，村卫生室运作模式发生转变。

随着"三农"问题受到政府关注，国家将村医队伍建设纳入政府职责，村医的职业内容、执业方式、队伍管理等开始呈现政府管理特征。村卫生室从重治疗轻预防转向医疗、预防保健并举，体现出综合社区服务模式，村医承担的责任和服务也更加重要和全面。根据 2003 年国务院公布的《乡村医生从业管理条例》第二条规定，村医的主要工作内容是"从事预防、保健和一般医疗服务"。但当时村医的素质偏低、待遇偏低，一些社会工作无法落实。在这个时期，医疗收入（医疗服务收入和药品收入）仍然是村医收入结构中的主体，在一些地区几乎占到村医收入的 90%以上，而政府的补贴却极少[12]。

3. 新时代的村医

本阶段主要指从 2009 年开始至今，村医的角色、功能、资格要求等随国家对农村卫生的重视这一整体环境的变化再次发生变迁。

随着新一轮医药卫生体制改革的进行，村医的公共卫生服务功能被动员和重视起来。伴随公共卫生服务均等化、基本药物制度、分级诊疗等政策逐步实施，村医的岗位性质、功能结构和收入结构等发生了变化，个体经营特征减弱，政府补助成为主要的收入来源，公益性逐渐突出。2010 年的《卫生部办公厅关于推进乡村卫生服务一体化管理的意见》指出，"鼓励有条件的地方，逐步实行村卫生室由政府或集体举办，乡村医生在暂不改变农民身份的前提下实行聘用制"①，村医

---

① 卫生部办公厅. 关于推进乡村卫生服务一体化管理的意见（卫办农卫发〔2010〕48 号），2010 年。

转变为福利性的农村卫生服务专职人员，履行为农村居民提供基本卫生服务、重点传染病管理等职责。

乡村两级管理使得工作更加规范化，在诊治、用药和报账方面，都要求村医严格按照制度规定要求。但是在村医满足农村居民的健康服务时，执业资格水平低下而带来的村级卫生服务质量问题逐渐突出。为了让村医队伍更好地适应社会需求，国家抓紧对队伍执业资格进行提升，并要求新进入村卫生室的从事医疗、预防工作的人员，需要有执业（助理）医师资格。

本阶段村医的这种转变反映出国家对农村建设、对农民健康需求的关注，与《关于深化医药卫生体制改革的意见》提出的"逐步实现人人享有基本医疗卫生服务的目标"是相承的。村医真正构筑起农村三级医疗预防保健网的最底层，活跃在农村防病治病的第一线，承担着全国30%左右的诊疗服务和40%左右的基本公共卫生服务。整理该阶段对村医角色描绘的词汇，有健康守门人、信息统计师、政策解读者、医患桥梁[13]、意见领袖等。2014年以后随着家庭签约医生制度的推行，村医作为签约团队成员，承担了主要的签约履约职责，进一步拉近了与农民的距离。

第二节 村医队伍面临的困境

村医的重要性已成共识，但在国家赋予村医大任之时，并未给这支队伍充足的应对条件。村医半医半农身份长期未能得到解决，同时还伴随着职业保障不足、社会地位不高等问题。可以说，村医队伍并没有因为其地位之重要性而迅速成长，即使在国家屡次推出各项政策试图解决村医各方面问题时，村医的执业能力也未能稳定提升。数量和质量是最直接的问题表现，"三低"（学历低、专业技术水平低以及服务质量低）现象使得村医无法正常充当健康守门人的角色，难以承担被赋予的基本医疗及公共卫生任务。

一、村医的数量问题与表现

从数量看，村医人数逐渐上升，多数村落已经达到"一村一室"和"每千服务人口配置一名村医"的国家标准。但村医数量配置的不均衡问题比较明显，同时还存在村医实际配置虚高现象。

1. 城乡、地区之间存在配置差距

根据《2020中国卫生健康统计年鉴》，2010～2019年农村卫生人力资源的配置增长趋势低于城市,每千城市人口卫生技术人员数由 7.15 人上升到 11.1 人,每千农村人口卫生技术人员数由 3.04 人上升到 5.0 人。具体到村卫生室,2010～2019 年村卫生室人员数[包括执业(助理)医师、村医、注册护士和卫生员]从 129.24 万人上升到 144.55 万人;每千农村人口村卫生室人员数由 1.46 人上升为 1.56 人。除城乡之间的配置比例差距之外,两者的人力资源配置质量也需要关注。2019 年每千人口执业(助理)医师数在城市和农村分别为 4.10 人和 1.96 人。

东中西部地区之间的配置存在差距。在西部地区特别是边远山区,“空壳”村卫生室(即有村卫生室但没有村医执业的情况)的存在,反映出村卫生室设置率的提升并不等同于现实中的村卫生室功能正常发挥。同时,不同地区的农村每千人口执业(助理)医生比例存在差距,东、中、西部分别是 2.3 人、1.8 人和 1.8 人。

2. 村医队伍存在实际配置“虚高”、在岗率低的问题

部分地区的村卫生室人员实际配置比例高于国家政策要求,如江苏每千农村人口村卫生室人员数为 1.66 人,河北为 2.23 人、山东为 2.21 人。该比例反映出农村卫生服务人员的不断上升,但同时也需要注意背后的潜在问题,即由于村医队伍缺乏明确的退出机制,加之养老政策、保障等原因,一些年龄大的村医存在“等政策”、到龄不愿意退出的倾向。

此外,很多地方的村医还存在“在编不在岗”的情况,即虽然作为村卫生室人员被统计在册,但实际上并没有在岗执业,或者是一年中在村卫生室的实际执业时间不足,有些地方甚至存在几个村医周期性轮岗的情况,以保持他们的村医身份。这些情况导致村卫生室人员配比“虚高”现象明显,实际在岗率较低。

3. 村医配置仍以计划配置为主,未充分考虑人口、地理、卫生政策变化带来的影响

21 世纪初期,国家和政府基于农村环境与人民健康需求,提出以行政村划为基础的“一村一室”和“每千人口不少于 1 名村医”的配置标准,以保证村级卫生服务的有效性和可及性,表现出较强的计划性配置特征。但是,现代社会发展带来人口特征、地理区域等发生变化,将对村医队伍配置产生影响。

这些影响主要表现在:第一,由于不同地区的地理差异差距,村医实际卫生服务半径差异大;第二,不同地区人口外流现象不同,中西部地区农村年轻力量以外出务工为主,老人和孩子留守,该地区实际服务量要低于东部地区。第三,签约服务的实施使村医服务模式发生转变,工作内容和职责更加明确,促进了基本公共卫生服务更好地落实,满足了农村居民的个性化服务需求。随着国家对基本公共卫生服务内容、家庭医生签约服务的改革与增加,村医的数量和能力都需要随之提升。但实际情况是新的服务内容要求下,村医的数量配置标准(包括职

业资格）未能同步提高，家庭签约项目的个性化内容也使工作压力明显增加，这些都直接影响村医的实际工作效率和时间。

因此，按服务人口或行政村的配置原则不能满足当前农村的健康需求，而应全面思考管辖地区人数、卫生服务现状和预期需求以及地理环境等因素，构建村医配置的动态调整机制，合理配置村医数量。

二、村医队伍的质量问题与表现

1. 学历层次、执业资格整体水平依旧偏低

村医队伍的学历以中专学历为主，高学历人才匮乏。2019 年中专学历的人数占比为 54.2%，中专水平的村医占比为 22.7%，而大专及以上学历仅占 10.5%，大学本科学历及以上更是凤毛麟角，为 0.8%。同时，全国仍有 5.02 万名卫生员。

近年来随着村医执业法治化建设，村医队伍中执业（助理）医师数量持续增长，由 2010 年的 17.32 万人增长到 2018 年的 43.55 万人，但与中共中央、国务院《关于进一步加强农村卫生工作的决定》（中发〔2002〕13 号）提出的"全国大多数乡村医生要具备执业助理医师及以上执业资格"的目标，仍有很大差距。

学者对村医质量问题的研究发现与国家统计结果一致，同时东中西部地区和不同省区市的也存在差异，西部地区村医队伍中的执业（助理）医师占比低于东部地区，浙江、江苏等地的村医学历结构优于四川、甘肃等地区[14]。

2. 村医队伍两大基本功能的承担与融合问题

根据村卫生室的功能定位，村医需要同时承担基本医疗和基本公共卫生服务两项基本职能。但受知识水平和年龄的影响，一些村医无法同时有效发挥两大功能。

部分村医只能承担基本公共卫生职能，却无法提供基本医疗服务。例如，2014 年某地政府规定"不鼓励村医开展基本医疗"，只要求承担部分基本公共卫生服务。其主要原因是在该地村医中，有 30% 的村医没有乡村医师资格证。即使大多数村医能够提供基本医疗服务，但只能对一些常见的躯体疾病作简单诊断和处理，诊疗理念比较落后，停留在传统医疗层面，无法将基本医疗和基本公共卫生服务融合，按照"以疾病为中心"的模式提供传统服务，缺乏"以健康为中心"的现代理念。另外，由于知识面和技能的欠缺，村医对与疾病有关的心理问题、家庭问题和社会适应不良等问题无法很好地发挥功能。

3. 队伍老龄化与性别失衡问题

2019 年全国村医年龄集中在 35 岁至 54 岁，35 岁以下村医比例为 6.9%，年

龄超过 60 岁的村医比例为 23.0%。与前几年的数据相比，老龄化问题持续未得到明显改善，意味着我国村医队伍老龄化问题具有严重性和顽固性。再加上后备力量不足、岗位吸引力不足等，有些地方甚至面临后继无人的困境。在当前信息化时代中，村医老龄化给工作开展模式、手段创新和效率提升等，都带来极大影响。对于老龄村医，身体状况限定了他们的知识更新，随访能力、计算机使用能力无法跟上信息化工作需求[15]，有些地方甚至有老年村医花钱雇人录健康档案的做法[16]。

村医男性比例为 67.3%，几乎为女性的两倍。国家在村医性别比上没有特别规定，但从农村人口结构变化的现状来说，大批男性青壮年外出打工，妇女和儿童占比较大。如果女性村医人数太少，将使妇幼保健工作完成难度加大，阻碍村医职能的施展。

三、村医队伍的"进—管—出"管理与实践制约

村医队伍的"进—管—出"环节与职业准入、培养与使用、退休与保障等问题相关。虽然国家多次发文试图解决这些问题，但是这支队伍面临的职业发展困境、身份、生存和养老保障[17]、培养、职业发展等问题却一直存在。这些既是当前的主要问题，也是导致数量和质量问题的系列原因。

1. 村医的"出不去"、"进不来"与"留不住"

在村医队伍的"进口"上，由于收入低、养老保障政策尚未统一、社会地位不高、执业风险高等原因，村医岗位缺乏吸引力，队伍得不到有效补充。养老保障问题同样也影响着村医队伍的"出口"。由于养老问题未得到彻底解决，60 岁到龄村医不愿离开岗位，坐等国家有利政策，占用村卫生室的实际岗位。2019 年数据显示，工作年限 5 年内的村医仅占 10.1%，30 年以上村医占 24.0%。多数地区反映近几年内村医队伍呈现零增长甚至是负增长。如果退出问题和新进问题不能协调解决，未来 5～10 年村医队伍总量将面临 35 万人的缺口。

以往研究显示，50 岁以下村医离岗意愿高，其中 40 岁以下占总流出人数的25%。在 60 岁以下的流出村医中，执业（助理）医师资格占 28.13%；在 40 岁以下的流出村医中，大中专及以上学历占 85.42%，执业（助理）医师资格占 71.72%[18]。这些宝贵资源的流出给村医队伍的整体水平带来了极大影响。

2. 村医的身份与保障问题

身份问题一直是困扰村医的首要问题，半医半农的身份特征决定了收入、社会地位、职业满意度等水平，不仅降低了村医自身的职业认同感，居民和社会甚

至政府对村医的职业认同也受到影响，继续带来村医队伍的稳定性以及社会保险等问题。

保险问题是村医关心的重大问题，部分村医期望能够享受城镇职工医疗保险或养老保险[19-20]，而不是城乡居民保险或者灵活就业人员保障。在很长时间内，编制问题成为村医参加职工保障的一大障碍。乡镇卫生院虽然按照当地政府所属卫生主管部门统一部署和安排，对各村卫生机构进行行业管理，但并不是直接管理，因为两者之间不具有劳动关系[21]。此外，医疗事故更是一个时刻潜在的风险，村医渴望建立以政府为主导的医疗责任保险，降低医疗风险和医疗纠纷[22]。

3. 村医管理问题归纳总结

虽然村医问题构成繁杂，但却按照一定的规律运作。我们可以运用卫生系统宏观模型的原理，将村医队伍问题用一系列子模进行表达[23]，同时分析子模间的相互作用与联系。

第一，人力资源队伍的结构与稳定性问题，包括学历、执业资格、能力等结构不合理，队伍老龄化问题突出，人员流失、虹吸与队伍稳定性差，等等。

第二，服务能力问题，如专业知识老化、接受新知识能力不足、服务水平低下，服务内容和方式不能满足居民需求，存在效率低下问题，以及工作内容多，工作量大，服务方式带来低效率等问题。

第三，组织管理问题，包括职业性质与身份问题、谁办谁管、职业准入问题等。

第四，机制问题，包括乡村两级管理、保障机制、薪酬机制、培养与培训机制等。

第五，体制与环境问题，包括政治与政策、法律环境、经济环境，农村社会环境等。

各个问题内部之间也是相互影响的，如服务水平低下带来服务低效率，薪酬机制直接关系到保障机制。从五大问题的相互关系看，人员问题是较为直接的问题表现，又是导致服务能力问题的主要根源；组织管理问题、机制问题和环境问题直接导致了村医的人员问题表现。

四、村医队伍的时代性和地域性差距

随着国家对健康的不断重视，村卫生室承担的功能范围逐渐扩大。同时国家分级诊疗政策推动农村人口的常见病、慢性病与多发病的首诊下沉到村卫生室，加上基本公共卫生服务项目的要求，当前的村医队伍配置对村级卫生服务质与量的满足提出考验。

现有村医队伍难以适应社会变迁带来的健康服务新要求。疾病谱变化、农村居民健康服务需求和期望值的不断提升，对村医健康服务能力和水平提出新要求。随着城镇化和人口迁移，当前农村人口的"老妇幼"特征突出，具有特殊的卫生服务需求，与现有村医的知识、能力和服务模式之间存在供需差距，反映出当前村医队伍难以对农村居民的健康需求以及新时期"健康公平""服务有效可及"等要求进行有效回应。当然，当前我国的农村卫生服务体系改革、家庭医生服务团队、医共体建设等政策，或许能解决一部分当前村医队伍存在的配置问题。

由于地方政策、经济等差异，东中西部地区村医队伍表现不一。东部地区由于养老保障、定向培养政策的落实，"进"与"出"问题相对较轻，但"留不住"问题明显；中西部地区村医队伍的"退、进、留"问题都比较突出。此外，村医的流出原因存在地区差异，东部地区集中表现为职业发展原因，中西部地区更多是由于收入的原因。

第三节　研究设计与开展

一、发现村医队伍改革的碎片化特征

为了解决村医队伍存在的问题，国家分别在 2010 年发布《以全科医生为重点的基层医疗卫生队伍建设规划》、2011 年发布《关于进一步加强乡村医生队伍建设的指导意见》、2015 年发布《国务院办公厅关于进一步加强乡村医生队伍建设的实施意见》等村医队伍建设系列文件，旨在切实筑牢农村医疗卫生服务网底。文件内容涉及村医队伍素质提升、收入与待遇、执业资格、养老保障等。2021 年，中共中央办公厅、国务院办公厅印发《关于加快推进乡村人才振兴的意见》，提出要加强乡村卫生健康人才队伍建设，着重对村医的补助、待遇、养老、资格考试、订单定向培养等进行再次强调，村医也将由此迎来又一次重大调整的机遇。

但是不难发现，以往政策改革和学者研究中的碎片化特征明显。也就是说，在历次的政策文件中，村医队伍建设的各种要素和问题都被不断提出，但是要素之间的联系没有被很好地重视起来。例如，有关政策在提出提升村医的执业资格时，只是更多地强调"新进入村卫生室的人员需要具有执业（助理）医师资格"，但是没有把职业保障、职业收入等纳入统筹考虑，没有提出当拥有高级别执业资格的人员加入村医队伍时，应该给予这些人群哪些保障，以吸引和稳定人心等。由于缺乏系统设计，国家政策与地方的村医队伍改革实践是一种"头痛医头、脚痛医脚"的做法，并非"治本"之法。

村级卫生系统是一个复杂的多维系统，村医问题因果链也并不是单向性的。

"三低"问题阻碍村医健康守门人功能的正常发挥，其产生与村卫生室的性质、村医身份乃至我国的卫生行业管理体制存在关联[24]。

在政府对村医问题的治理行为中，由于政策的碎片化特征引发后续的一些问题，如互相冲突的政策目标、缺乏沟通而导致干预效果不理想等。同时，村医问题的解决不能依靠卫生行政系统特别是基层卫生行政的力量，还应和县乡级卫生服务提供系统、社会保障系统乃至教育系统等相互整合。

研究者综合认为，当前村医呈现出的问题主要源于当前政策和改革的碎片化特征，即缺乏系统性和整体性。因此，我们应从系统角度深入挖掘村医问题的根源，改进碎片化的政策方案，提出整体性解决思路。本书探索从职业化建设角度，对村医队伍建设进行系统设计，借鉴国外经验及其他行业职业化建设的经验，求解村医队伍发展走向的重大问题。

二、提出整体性治理的研究思路

本书主要基于系统论和协调论，紧扣农村卫生服务体系、农村居民卫生服务需求与村医队伍建设等时代主题，在发现以往村医队伍建设的政策和改革实践中存在的碎片化特征基础上，提出以村医队伍的职业化建设为切入点进行整体性和协调性地推进，见图1-1。

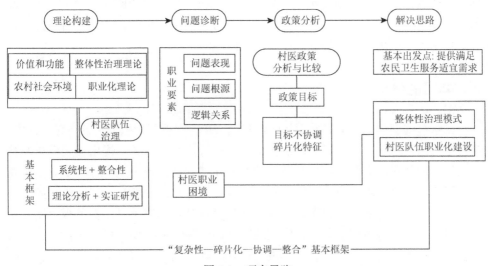

图 1-1　研究思路

1. 系统论与协调论

国家卫生服务体系是一个系统，包含了城市、农村等多个子系统。各个子系统之间边界模糊，功能和服务等又相互融合和渗透。因此，无论是村医队伍的问题剖析，或解决路径，系统观念都非常重要。需要认真剖析村医队伍在农村基层卫生服务子系统、卫生服务总系统中的位置和作用，强调子系统要与总系统相适应的原则。同时，即使在村医队伍建设中，也涉及职业属性、职业保障、功能定位、职业发展等职业化要素。各要素之间相互影响和穿插，也需要协调发展。

2. 村医队伍职业化建设

本书提出以村医职业化建设作为问题解决的切入点，进行村医队伍问题的整体性治理思路。职业化是职业发展所经历的改革和动态调整的过程。通过分析当前已经非常成熟的医师、律师、教师等职业的发展演变历程发现，这些职业无不经历了从问题到改革再到稳定和完善的过程，这一过程可以用莱温的变革三阶段来形容：解冻、变革和再冻结。

本书以村医队伍职业化建设为问题解决的思路，也是主要的引领思路。村医的职业要素之间相互联系和影响，具体表现为：村医的功能定位决定着职业属性和职业资格准入要求，而职业待遇和保障又需要与职业资格水平相适应，当达到付出与回报的平衡时，才能达到提高职业认同和稳定职业队伍的目的。只有对职业要素的关系进行梳理和定位，以及找到关键的职业化改革切入点，才能顺利地推动村医队伍的职业化建设进程。通过职业化改革，村医的职业属性发展成为新的性质或进化为新的状态，各职业要素得到分阶段协调发展，我国农村最终拥有一支稳定的、能担负起基层健康的守门人队伍。

三、本书的框架

在章节的安排上，本书遵循从问题发现、问题剖析到问题解决的思路。首先，在肯定村医队伍的历史贡献和现实价值的基础上，直击困境，提出问题根源及整体性治理的思路。其次，构建村医队伍职业化建设的理论模型，分析职业化各要素的现状与问题表现。再次，综合职业化各要素改革的思考，以职业资格为切入点，提出三阶段分步走的村医队伍职业化建设路径。本书不仅回答了职业化要素如何建设，还围绕着职业化建设中无法回避的一些领域，如乡村两级管理、村医的职业化改革态度、土地问题等，进行探索解答。最后，本书借鉴他山之石，向乡村教师职业改革、国外农村基层卫生人才建设获取经验。

第一章，导论。该章是问题提出和研究设计。首先肯定了村医的社会价值，梳理这支队伍的历史贡献；其次提出当前村医队伍面临的困境；最后介绍了本书的研究设计与开展情况。

第二章，村医执业的农村社会环境。从乡村聚落特征、村医服务如何适应农村社会环境的角度出发，分析了村医队伍执业所处的人口、社会、经济等环境，以及县域卫生服务体系和改革等对村级卫生服务的影响和要求。

第三章，村医队伍职业化建设的理论构建。该章提出整体性治理中所倡导的协调整合理念对于解决村医队伍问题的意义，构建职业化建设理论模型，区分职业化建设的分层和要素，并梳理要素之间的逻辑关系。

第四章，村医队伍的价值和功能。该章既回答村医的价值和功能是什么的问题，又对村医功能的现实表现进行分析。

第五章至第七章，村医职业化七大要素的分析。这三章探讨村医队伍职业化要素在面对改革时的机遇与挑战，并在现实情境基础上提出职业要素的改革方向。每个章节思路基本一致，大体分为三个板块，即展示当前七大职业要素现状、问题表现，以及提出问题应如何解决的思考。

第八章，村医队伍职业化建设的路径。该章提出职业化建设的基本原则，基于前文分析以及职业化要素逻辑关系的梳理结果，提出以职业资格为切入点的分阶段改革之路。

第九章，村医队伍职业化建设的其他思考。该章包括乡村两级管理、村医管理争议、村医从业争议及村医对职业化改革的态度。

第十章，村医队伍职业化建设中的政府与市场作用。该章探索如何综合运用政府和市场力量，共同促进村医队伍的职业化建设。

第十一章，他山之石：经验与借鉴。该章主要介绍了乡村教师队伍的职业建设和国外农村基层医生的培养、使用管理等政策。

四、资料来源

本书涉及的资料和数据主要来自文献资料、政策文件、国家统计年鉴，以及现场调研收集的省市县政策文件和调研数据等。

（一）政策与文献资料

通过检索国内外相关政府网站、期刊全文数据库（期刊、硕博士学位论文、报纸、会议论文），以及 Google、百度等搜索引擎，广泛检索村医队伍建设的政策、工作报告、理论探索与实践改革等文献资料。

文献分为三类：①我国村医队伍建设的政策文献资料，如村医、村级（基层）卫生人力、基层卫生改革、农村三级卫生服务体系等政策文献资料；②农村居民卫生服务需求与利用的政策文献资料，如卫生服务利用特征、内容、方式、数量等；③职业化建设的政策文献资料，如职业化改革理论、职业建设、职业要素，律师、医师等职业的职业化建设政策文献与经验。

（二）国家和地方统计数据

研究过程中大量使用了相关的国家公布数据，主要包括：①国家统计局网站上的农村数据，如农村人口、行政村数量等；②通过《中国卫生健康统计年鉴》查询和分析我国农村的村卫生室、村级卫生人力的数量和结构分布、村级卫生服务数量等；③通过地方政府的官方网站查询省市一级的数据资料。

（三）现场调研资料

由于现场调研受到时间、经费、人员等多方面的局限，因此无法实现全国范围的调研。为此研究采取典型调查的方式开展现场研究，以了解村医队伍建设的实际情况。根据我国地理位置、经济发展水平、人口密度情况，采用国家统计局地区分组方法，在东中西部省区市进行抽样，分别抽取两个省，每个省选择 2～3 个县进行调研。我们于 2015 年、2017 年、2020 年开展了三次现场调研。

前两次共调研 6 个省份（分别为江苏、浙江、安徽、湖北、四川、甘肃）的 18 个县（市）、197 个乡镇、1624 个村。2020 年我们以我国中部某省为例，对村医队伍建设情况进行了专题调研。每次调研中我们收集典型地区的村医队伍建设的政策文件、工作报告与数据、机构和个人问卷调查表、定性访谈资料等。

（1）省级层面调查内容：收集调研省份的村医队伍建设、村卫生室和村卫生室人员补助、养老保障、人力资源配置等相关的政策文件，对政策背景、具体政策环境、政策执行与反馈等进行深度了解。

（2）县级层面调查内容：与省级层面类似，增加发放县级调查表，并召开座谈会，参会的部门包括县级卫生行政部门、人力资源和社会保障部门、财政部门等，进一步掌握政府各部门对村医队伍建设的政策支持、投入和态度等。

（3）乡村层面调查内容：第一，发放乡级调查表和村级调查表，收集所辖区域内村医队伍现状；第二，与乡镇卫生院院长、村医、村委会主任等进行深入访谈；第三，围绕村医的工作内容、工作模式、职业稳定性、村医个体对职业化队伍建设中核心环节的观点和意愿等，开展村医个体问卷调查和工作观察。

第二章 村医执业的农村社会环境

农村社会环境是村医直接工作和面对的环境。我国农村社会环境的复杂性，既可以由地理空间的聚落特征等直接感知，也可以从农村的历史时间演变中察觉。由于我国地域辽阔，地形地貌复杂，因此产生了不同的农村聚居环境，经济、交通、居住方式、生活习惯都各具特征。同时，农村经济和人口的发展变化带来村落数量的减少和人口结构的改变，农村传统空间特征转向现代农村进化。在这样的大环境里，村医队伍既需要农村基层的卫生服务需求，也要跟随农村建设、交通与信息化发展、大环境变迁等变化的脚步。

第一节 村与村卫生室的设置

一、村的设置与变化

自然村是指中国农村地区的自然聚落，是村民长时间在某处自然环境中聚居而自然形成的村落，是农民日常生活和交往的单位，但不是一个社会管理单位。从南北特征看，北方平原地区的自然村通常比较大，南方丘陵地区的自然村通常比较小。行政村是依据《中华人民共和国村民委员会组织法》设立的村民委员会进行村民自治的管辖区域，是中国基层群众性自治单位，一般由一个大一些或几个小一些的自然村组成。本书中的村，一般指行政村。

随着城镇化和乡村振兴的深入推进，我国村落形态与功能发生转变。城乡一体化发展推动城乡之间人口、技术、资本、资源等要素相互融合，但同时也吸引农村人口涌入城市，农村劳动力资源外流，导致农村内部人口、土地、产业、组织等空心化问题，形成"空心村""空白村"等形态，并不断加剧[25]。在城镇化进程带动下，国家调整了行政村的设置，通过并村建新村、村改社区等形式，对村规模进行优化调整。《乡村振兴战略规划（2018—2022年）》提出村庄搬迁撤并的对象主要分为三类：第一类是人口问题，如人口流失特别严重的村庄；第二类是自然环境问题，如生存条件恶劣、生态环境脆弱、自然灾害频发等地区的村庄；第三类是乡村经济发展的需要，如一些村庄因重大项目建设需要搬迁。

因此，在国家的乡村发展规划下，我国的行政村发生变化。2009年我国行政村的总数为599 078个，到2018年减少至542 019个，共减少57 059个。

二、村卫生室的设置要求

（一）以行政村划为基础的"一村一室"配置要求

为保障广大农村居民基本医疗和公共卫生服务的公平性、可及性，国家基于21世纪初期农村环境和人民健康需求，于2011年出台的《关于进一步加强乡村医生队伍建设的指导意见》中提出要"实现村卫生室和乡村医生全覆盖"，要求"原则上每个行政村设置1所村卫生室"。2014年颁布的《村卫生室管理办法（试行）》第十三条也明确规定"原则上一个行政村设置一所村卫生室"。这是一种以行政村划为基础的村卫生室设置模式。当前，绝大多数省区市按照每村一室的标准设置了村卫生室，有些村还设置了2个或多个村卫生室。因此从数据上看，全国村卫生室的数量超过行政村总数，见图2-1。

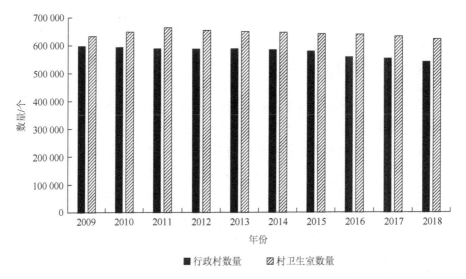

图2-1　2009～2018年行政村和村卫生室数量变化情况

（二）行政村改革带来村卫生室的变化

在全国行政村数量调整的同时，村卫生室的数量也发生变化。2009～2018年间，全国村卫生室个数从632 770个减少到622 001个。表2-1显示了2014～2018年全国行政村和村卫生室的数量变化情况。在此期间，行政村减少数量排在前三位的省份分别是湖南省、陕西省和山东省；村卫生室减少数量排在前三位的分别是湖南省、江西省和河北省。

表 2-1　2014～2018 年全国行政村和村卫生室的数量变化情况（单位：个）

省区市	行政村数量				村卫生室数量			
	2014 年	2016 年	2018 年	期间变化	2014 年	2016 年	2018 年	期间变化
北京	3 937	3 941	3 915	−22	2 802	2 729	2 493	−309
天津	3 698	3 681	3 556	−142	2 350	2 528	2 511	161
河北	48 636	48 860	48 724	88	61 450	60 371	59 047	**−2 403**
山西	28 072	28 106	26 623	−1 449	28 248	29 027	28 338	90
内蒙古	11 192	11 078	11 057	−135	13 835	13 632	13 539	−296
辽宁	11 558	11 555	11 586	28	19 844	20 120	19 127	−717
吉林	9 313	9 327	9 325	12	11 225	10 172	9 901	−1 324
黑龙江	8 902	9 050	8 967	65	11 638	11 384	10 740	−898
上海	1 605	1 590	1 572	−33	1 310	1 218	1 162	−148
江苏	14 428	14 477	14 410	−18	15 523	15 475	15 311	−212
浙江	27 997	27 568	24 711	**−3 286**	12 042	11 677	11 483	−559
安徽	14 786	14 586	14 516	−270	15 288	15 276	15 317	29
福建	14 440	14 407	14 358	−82	19 242	18 945	18 283	−959
江西	17 011	17 046	17 004	−7	31 017	30 394	28 309	**−2 708**
山东	73 388	74 217	69 599	**−3 789**	53 870	53 226	53 246	−624
河南	46 938	46 831	45 651	−1 287	56 721	56 774	56 173	−548
湖北	25 448	25 064	23 392	−2 056	24 919	24 792	24 411	−508
湖南	41 523	23 955	23 897	**−17 626**	44 699	44 339	39 976	**−4 723**
广东	19 347	19 734	19 792	445	28 161	26 886	25 996	**−2 165**
广西	14 291	14 276	14 229	−62	21 917	21 011	20 409	−1 508
海南	2 561	2 552	2 558	−3	2 761	2 670	2 716	−45
重庆	8 255	8 064	8 031	−224	10 778	11 240	10 847	69
四川	46 318	45 945	45 524	−794	55 981	55 958	56 019	38
贵州	16 747	14 619	13 295	**−3 452**	20 945	20 652	20 355	−590
云南	12 035	11 971	11 865	−170	13 364	13 432	13 404	40
西藏	5 255	5 259	5 266	11	5 366	5 360	5 298	−68
陕西	26 608	20 277	17 022	**−9 586**	25 969	25 412	24 183	**−1 786**
甘肃	15 957	16 027	16 062	105	16 681	16 748	16 487	−194
青海	4 157	4 146	4 144	−13	4 481	4 518	4 474	−7
宁夏	2 274	2 275	2 257	−17	2 455	2 365	2 300	−155
新疆	8 774	8 702	9 111	337	10 588	10 432	10 146	−442
全国	585 451	559 186	542 019	−43 432	645 470	638 763	622 001	−23 469

资料来源：国家统计局官方网站

注：表中标黑的数字表明该省的行政村或者村卫生室的减少数量居全国前五位

第二节　乡村聚落特征下的村级卫生服务需求

乡村聚落又称乡村居民点，是指乡村地区人类各种形式的居住场所，包括村庄和乡村集镇，是乡村区域内自然、社会、经济和历史发展的综合影响体[26]，以血缘、地缘为主，密度小、流动性弱。我国幅员辽阔，文化多元，包含着丰富的地域特点和空间形态。传统乡村聚落以农业为主要经济活动区域。随着社会的发展，乡村聚落的概念解释具有动态性特征[27]，城镇化建设正急剧地重构着乡村聚落空间，人类正根据自身生活需求改造自然、获得新的生存环境[28]。村医主要的执业场所是村卫生室，主要服务对象是村落居民。乡村聚落规模、形态以及人文气息等直接影响着村医的执业环境、执业过程和执业效果。

一、村落地形及其影响下的村级卫生服务需求

（一）村落地貌

地形地貌是影响农村聚居的空间因素，地貌条件的差异产生了不同的聚居环境。我国农村地形十分复杂多变，有山地、盆地、平原等。其中，东、中、西部地区分别以平原村、丘陵村和山区村为主。不同地形地貌下乡村聚落的规模不同，空间分布不均匀。平原地区规模较大，而山区受崎岖地形的影响，农村聚落布局分散、规模较小而没有形成较大的村镇规模体系。与此同时，农村聚落空心化问题日益严重，农村青壮年劳动力大量外出，留居人口呈老龄化、贫困化趋势，人口、资金等要素流向城市。人口、地域等特征不仅是村落特征的直接展示，而且对村级卫生服务的供给和利用数量等均产生直接影响。

（二）村卫生室的选址与服务半径差异

从理论上讲，村卫生室一般应选择村落的中心位置，以方便为居民提供服务。但实际上，受到地形地貌的影响，村落的形态千变万化，并不是规则形状。加上村卫生室还需要考虑一定的地理可及性和时间可及性等要求，因此，从村卫生室出发到农户家里的距离会长短不一。

从村卫生室出发到农户家里的距离又称为服务半径，它的测算可以依据距离，也可以依据利用一定的交通工具或步行所花费的时间。服务半径是村医配置的考虑要素之一，东中西部地区的地理环境不同，村医的服务半径存在差异。表 2-2 是调研地区的村卫生室到最远农户距离的实际情况，东部地区如浙江省与江苏省

以平原为主，村卫生室到最远农户距离主要为1～10公里；中西部地区差异较大，部分村卫生室至最远农户距离达20公里以上。在项目组实地调查的1154个行政村中，有80个村卫生室到最远农户距离超过10公里，其中12个村卫生室到最远农户距离超过20公里，主要集中在中西部偏远地区。甘肃省的部分县存在50公里的村医服务圈，即便是以18千米/小时的速度骑车，还需2个多小时才能到村卫生室。与其他服务相比，卫生服务对及时性的要求更高，地处偏远、地势不平坦且交通不便地区的农村居民一旦患病，就需要花费比正常人更多的时间才能到村卫生室就医，极有可能错失最佳就诊时机，影响卫生服务的公平可及性。

表2-2　不同地区村卫生室到最远农户距离及时间分布情况

省份	地区	村卫生室数量/个	≤1公里数量/个（占比）	1.1～5公里数量/个（占比）	5.1～10公里数量/个（占比）	10.1～20公里数量/个（占比）	>20公里数量/个（占比）	最大值/最小值公里	步行（参考速度：5公里/小时）	骑车（参考速度：18公里/小时）
浙江	KQ	43	14（32.56%）	29（67.44%）	0（0）	0（0）	0（0）	3.0/0.5	6～36	2～10
	TX	157	17（10.83%）	138（87.90%）	2（1.27%）	0（0）	0（0）	10.0/0.8	9.6～120	3～33
江苏	JR	120	4（3.33%）	88（73.33%）	27（22.50%）	1（0.83%）	0（0）	12.0/1.5	18～144	5～40
	SY	54	0（0）	51（94.44%）	3（5.56%）	0（0）	0（0）	10.0/1.5	18～120	5～33
湖北	MC	146	6（4.11%）	114（78.08%）	23（15.75%）	2（1.37%）	1（0.68%）	25.0/1.0	12～300	4～83
	JS	135	0（0）	57（42.22%）	55（40.74%）	22（16.30%）	1（0.74%）	25.0/2.0	24～300	7～83
安徽	TL	50	0（0）	46（92.00%）	4（8.00%）	0（0）	0（0）	10.0/1.5	18～120	5～33
	HN	44	0（0）	39（88.64%）	4（9.09%）	1（2.27%）	0（0）	15.0/2.0	24～180	7～50
甘肃	LX	76	0（0）	38（50.00%）	28（36.84%）	6（7.89%）	4（5.26%）	50.0/2.0	24～600	7～167
	DX	185	3（1.62%）	76（41.08%）	78（42.16%）	26（14.05%）	2（1.08%）	40.0/0.5	6～480	2～133
四川	WC	26	8（30.77%）	11（42.31%）	5（19.23%）	1（3.85%）	1（3.85%）	30.0/0.2	2.4～360	1～100
	HS	118	6（5.08%）	77（65.25%）	23（19.49%）	9（7.63%）	3（2.54%）	26.0/0.5	6～312	2～87
合计		1 154	58（5.03%）	764（66.20%）	252（21.84%）	68（5.89%）	12（1.04%）	50.0/0.2	2.4～600	1～167

注：①数据来源于项目组的现场调查数据；②大写字母为调研地区的地名拼音首字母缩写，后同；③括号中的数字为该分类的横向占比

服务半径除了影响到农村居民的卫生服务需求，也对村医队伍的服务供给效率带来影响。当前我国村医老龄化现象明显，而农村居民又以老人及儿童为主，都是出行不方便人群。新的医疗服务模式要求村医提供"主动上门服务"，这将使村医承担较高的成本费用，如交通成本和来回路程时间投入成本等。而对于老年村医群体而言，更加受到交通能力的限制，靠步行或者自行车为主要工具。相对于年轻村医群体，其服务供给数量受村卫生室服务半径的影响将更加明显。

二、乡村聚落的人口特征

（一）人口规模依旧庞大，老龄化严重

根据国家卫生健康委员会（简称国家卫健委）老龄健康司发布的《2020年度国家老龄事业发展公报》，全国人口老龄化进程快速，乡村的老龄化水平明显高于城镇。乡村60周岁及以上、65周岁及以上老年人口占乡村总人数的比重分别为23.81%、17.71%，比城镇的相应比重分别高出7.99个百分点、6.61个百分点。我国经济发达地区率先跨入人口老龄化的进程，东部省份及少量的中西部省份是当前农村人口老龄化水平较高的地区。但随着城镇化、人口流动特征，区域常住人口老龄化将表现为东部减速、中西部持续加速的状态，这种状态还将因中西部青壮年人口持续流向东部而进一步加剧。

（二）农村人口疾病谱变化、慢性病高发

与城市一样，农村居民的疾病谱也已然发生改变。伴随着老龄化问题，慢性病问题也逐渐突出，出现了农村慢性病患病率的增长幅度大于城市的趋势，城乡慢性病患病率差距在缩小。第五次国家卫生服务调查数据显示，城乡居民慢性病患病率快速上升。2013年15岁以上农村居民慢性病患病率达到29.5%，较2008年增长了8.5个百分点，农村65岁及以上老年人口慢性病患病率达到65.6%。

（三）流动人口带来农村人口结构变化

我国流动人口规模在经历长期快速增长后开始进入调整期，2017年为2.44亿。新生代流动人口（指1980年以后出生）比重不断加大，2017年为65.1%，成为流

动人口中的主力军，其中"80 后"占 35.5%，"90 后"占 24.3%[29]。老年流动人口规模增长较快，从 2000 年的 503 万人上升到 2015 年的 1304 万人，年均增长6.6%。流动人口呈现区域特征，2015 年东部和西部地区的流动人口分别占全国流动人口的 74.7%和 16.6%，东部地区依然是流动人口最集中的地方[30]。

　　农村户籍人口是流动人口的主体，占全部流动人口的 80%以上。全国范围内的人口流动大多是单向的，由农村向城市，尤其是向大中型城市。大量农村人口流入城市，鲜有外来人口流入农村，农村地区成为青壮年人口的净输出地。同时，随着女性流出增多，夫妻共同外出情况增加，外出务工由男性外出、女性留守的传统模式转为核心家庭的整体流动模式，流动人口在外居留时间的长期化和流动方式的家庭化特征日趋明显。农村外出人口回乡居住的时间则逐步缩短，与农村生活及农村各项公共服务的联系逐步减弱。

三、农村环境设施建设带来乡村聚落空间特征改变

　　进入 21 世纪以来，农村城镇化速度加快。2004 年中央一号文件《中共中央　国务院关于促进农民增加收入若干政策的意见》出台以后，中央要求加大对农村基础设施的建设力度，优化农村生产发展面貌，极大推动农村基础设施的完善，道路、水利、电力、通信等基础设施建设获得极大发展。根据第三次全国农业普查数据，2016 年全国 99.3%的村通了公路，主要道路的路面为水泥路面的占比为 80.9%。交通出行上，2016 年每百户农户拥有家用汽车 17.4 台，摩托车 65.1 台，电动助力车 57.7 台，农村居民出行更为便利。通信上，2016 年完成新一轮农村电网改造，93.5%行政村通宽带；2017 年我国农村网民达 2.01 亿[31]，每百户农户拥有移动电话 240.7 部[32]。此外自农村"三改"行动（即道路改进、用水改进、厕所改进）以及美丽乡村建设以来，农村居民的其他居住环境也在持续改善。

第三节　村医服务需要适应社会环境特征

　　美国社区卫生专家劳伦斯·格林（Lawrence W. Green）将影响人类健康的因素总结为四个方面，分别是环境、行为、人体生物学和服务组织。农村地区卫生的内容相应地也包括这四个方面，即环境因素要求的公共卫生、行为因素要求的针对慢性病的健康促进、人体生物因素要求的疾病治疗以及服务组织因素所要求的资源整合的个性服务，在新时期下分别表现为公共卫生服务、慢性病管理、基本医疗服务以及医养结合等个性服务，四个方面不可分割。

一、服务内容需要适应农村特征

（一）满足农村人口的老龄化、慢性病、留守状态等管理服务需求

在农村大环境中工作，需要适应农村的环境变化特征，去了解居民需要什么，以提供满足居民健康需求的服务。农村人口老龄化、慢性病高发等无不对村医工作内容和方式产生影响。

从服务内容上，农村老人是疾病高发群体，健康意识相对城市居民偏低，小病拖成大病的现象依然严重，加上无人照拂的问题以及经济问题等，对于农村老人来说，无论是疾病预防还是治疗，都存在很大障碍。同时，慢性病病程长、难治愈，造成经济负担具有极大的不确定性，存在诸多隐患，对于慢性病的管理也绝不仅仅是对症治疗那么简单。老年慢性病患者存在自我管理能力较差、健康知识知晓率低、用药依从性不高等问题。因此，村医需要适应环境，做好农村慢性病管理、老年人管理等工作，发挥好健康守门人的职责。

（二）识别并提供适应地区和人群特征的农村居民健康服务

我国地域辽阔，无论是宏观上的东中西部，还是微观上的各个省县或村，农村发展水平都存在较大差距，表现为经济水平的差距、医疗能力的差距以及人群特征的差距。这些差距带来的是农村居民健康需求和满足程度的不同，造成地域之间、人群之间的不公平性。国家从宏观和顶层设计层面对村医的服务内容、服务频率、服务质量出台了相应的政策规定，以保障村级卫生服务的同质化。

在地方经济、财政、村医队伍质量等带动下，经济发达地区和人群的卫生服务需求不断提升。浙江、上海、江苏等地的农村基层卫生服务无论从供方还是需方，都走在全国前列，其不仅是落实国家要求，而且结合地方实际状况，从乡村医师资格、准入、培养等多种角度提升村医管理水平，提供老百姓需求的健康服务，缩小农民对农村基层卫生服务的需求与服务供给之间的差距。学者通过对湖南 258 位留守老人进行调查发现，只有 1/3 的调查对象肯定村级诊所对维护健康具有重要意义[33]。这说明农村的医疗条件与老人的健康需要存在差距，除了身体健康指数和医疗费用的差距较大外，病后的照料问题也比较突出。

二、服务方式需满足农村居民健康需求

（一）服务时间安排符合农村特征

　　一个合格的村医，需要知道何时在村卫生室诊治、何时上门服务、如何提供优质服务，从而最大化地提升当地居民健康水平。农村居民健康服务需求的特征有两个：一是时间的不确定性，二是便捷性。因此，村医的服务方式不是在村卫生室坐等，而是结合季节特征、时间特征等，安排好上下午、白天晚上、一年四季的服务需求。

（二）注重服务的连续性

　　村医四个方面的服务内容具有不可分割性，且呈现连续性、一体化特征。村医作为全科医生，特征之一即提供连续性、照顾性的医疗服务，符合现阶段农村居民卫生服务需求，促进了全生命周期健康管理目标的实现。因此，单纯的接诊服务不能满足当前农村居民的健康需求，预防、健康管理、基本公共卫生服务的价值更具有持久优势。村医必须通过健康教育、定期检查的方式预防疾病的发生；并在疾病发生以后，通过对病情的判断明确疾病的诊疗、转诊和康复等。但是目前村医的服务内容并没有形成连续性，基本医疗和基本公共卫生服务的联系并不紧密，一些随访的健康信息也未在基本医疗、健康管理工作中发挥出应有的价值。此外，基本公共卫生服务还存在投入大、产出低的问题，亟须提高效率。

（三）服务模式需要向现代聚落环境借力

　　农村环境的变化也意味着村医在提供服务过程中，可以借力于道路、交通、通信、信息化等条件的改善，提高服务质量和效率。从村医个体提供健康服务的行为看，便捷的道路和交通能为村医的出诊、随访等工作带来高效率，以前走路需要花费几个小时的路程，现在只需要几十分钟。手机、电脑等网络化，健康一体机等智能化、信息化手段，可以为村医的健康信息传达与收集等带来便利。村医队伍的健康服务既可以借力于环境，也需要村医自身有能力去抓住新环境下的转变机遇。

三、村医管理需要适应农村社会环境

（一）村卫生室的数量设置需求和村医人数需求发生变化

村落形态的变化影响村级卫生资源配置环境与要素，直接影响着村卫生室的数量设置需求和村医人数需求的变化。村卫生室和村医的配置数量需求或将减少。随着传统空间地域的改变，居民健康获取的手段与方式更为快速便捷，更多居民绕过村卫生室而直接到乡镇卫生院甚至是县级医院就医问诊。在此环境下，"一村一室"的传统设置可能被打破。探索新的村级卫生服务模式势在必行。例如，浙江温州等地，考虑到外出流动人口多、村级卫生服务需求减少等现实，地方行政部门开展取消村卫生室、实行医疗车到村定期巡回的改革试点，提高了卫生服务的利用效率。

（二）村医如何在新的乡村聚落环境中养活自己

医疗制度改革之后，村医收入结构发生转变，由原本依赖于药品、注射费等费用加成的收入结构转变为依赖服务人口和服务量的补助组成。这意味着乡村聚落的规模不仅影响着村级卫生服务需求量的大小，也决定着村医执业是否能获得支撑生存的收入。但在"边远村""空心村"，农村常住人口减少，村卫生室诊疗人次下降，医疗功能相对弱化，基本公共卫生服务人口和服务量不足。一些小村落人口仅有几百人，部分经济不发达地区的村卫生室每天承担的诊断量不足 10 人次。村医与村卫生室无法依靠财政补助维持其生活，带来"村医养不活"的问题，进而使村医流失。因此，村医职业建设考虑村卫生室和村医配置时，既需要考虑满足村民的卫生服务需求，又要兼顾村医配置的公平与效率。

四、农村卫生服务系统对村医的协调和增进

21 世纪初国家颁布加强农村卫生发展的系列文件，包括 2001 年《关于农村卫生改革与发展的指导意见》和 2002 年《关于进一步加强农村卫生工作的决定》等，多次提出要推进农村卫生服务体系建设。一直以来，村卫生室作为农村三级卫生服务网络的最基层，直接关系着农村健康服务提供的效率和公平。村卫生室在医疗卫生体制改革、分级诊疗、健康中国战略目标实现中具有重要的作用。

（一）站在县域卫生服务体系思考村医的服务与管理

从村医的发展轨迹来看，村医已经是我国卫生系统不可或缺的一部分。在县乡村一体化的大趋势下，村医应该做什么、如何做，如何与上级医疗机构以及其他卫生部门配合，都关乎整个卫生系统的均衡发展。因此，站在整个卫生体系，村医需要有序、高效地工作，并带动卫生体系良性运作。

2009 年发布的《关于深化医药卫生体制改革的意见》，要求"大力发展农村医疗卫生服务体系。进一步健全以县级医院为龙头、乡镇卫生院和村卫生室为基础的农村医疗卫生服务网络""村卫生室承担行政村的公共卫生服务及一般疾病的诊治等工作"，既明晰了村卫生室在农村三级公共卫生网中的网底定位，又强调村卫生室和村医队伍的职责与功能等需要站在县域卫生系统角度。

（二）乡村管理一体化对乡村两级功能的协调

1999 年卫生部基层卫生与妇幼保健司发布《关于进一步规范和积极稳妥地推行乡（镇）村卫生组织一体化管理的几点意见》，强调指出实施乡（镇）村卫生组织一体化的主要目的是"提高乡村医生素质，规范医疗行为和保证农村居民用药质量，理顺并加强乡（镇）村两级卫生服务的功能，使农村基层卫生组织运行有效""使乡（镇）村两级的卫生服务在功能上明确、在资源上协调、在效能上一致，纠正相互争夺市场、分割资源和分解服务的无序状态"。

2010 年卫生部办公厅印发《关于推进乡村卫生服务一体化管理的意见》，提出"村卫生室承担行政村的公共卫生服务及一般疾病的初级诊治等工作"，乡镇卫生院"承担对村卫生室的管理和指导职能"。2015 年国务院办公厅印发《全国医疗卫生服务体系规划纲要（2015-2020 年）》也明确提出了村卫生室、社区卫生服务站在乡镇卫生院和社区卫生服务中心的统一管理和指导下，承担行政村、居委会范围内人群的基本公共卫生服务和普通常见病、多发病的初级诊治、康复等工作。

（三）医共体建设促进县域范围内村医的提升与完善

县域医共体建设是以县级医院为龙头、乡镇卫生院为枢纽、村卫生室为基础的县乡一体化管理，旨在构建三级联动的县域整合型医疗卫生服务体系。2017 年国家明确提出组建县域医疗共同体，2019 年国家卫健委、国家中医药管理局印发

《关于推进紧密型县域医疗卫生共同体建设的通知》（国卫基层函〔2019〕121号），提出紧密型医共体建设的导向。截至2021年3月底，我国已建成县域医共体4028个；建设紧密型县域医共体已成共识，并加快推进。同时，初期的松散型医共体也在向半紧密和紧密型转变。

医共体建设的初衷是服务于区域人民的健康和提高基层医疗服务水平，其实施依托于两个关键：县乡一体化和乡村一体化。无论是出于利益共享的实现还是出于卫生资源效率提升的目的，县乡村系统内部都需要协调资源。村医的基本医疗和基本公共卫生服务模式、服务效率等都将对县域医共体的运营产生影响。村医通过农村基层卫生服务供给将更多的病人留在基层，并通过基本公共卫生服务实现疾病"早预防"的全周期健康目标，由此为医共体内部的利益共享带来更大的空间。对此，在医共体建设推动下，村医队伍在承担基本医疗时，实现首诊与转诊；同时在工作中从"以疾病为中心"转向"以健康为中心"，通过基本医疗和基本公共卫生的服务融合，更好地发挥村医队伍的基本功能。

第三章　村医队伍职业化建设的理论构建

随着我国医疗改革的推进，对于村医领域的改革也在循序开展，目前我国农村医疗服务的整体水平有了显著提升，但村医管理分散化和碎片化等问题也随之出现，其中包括中央政策设计与地方政策执行无法有效衔接、卫生行政部门与其他部门之间无法有效协调与整合等。本章从整体性治理的理论视角出发来寻求村医改革中诸多问题的解决方案。

第一节　从碎片化走向整体性治理

一、整体性治理理论：协调和整合

"碎片化"原意指完整的东西破碎成诸多零块。政府管理领域的碎片化指基于专业分工、层级节制的政府组织结构，导致部门内部各类业务分割以及各地方政府间分割的状况。20世纪90年代中后期以来，科层制治理和竞争性治理导致政府在公共管理与服务中呈"部门化、碎片化与裂解性"等弊病，表现出资源运作重复浪费、机构设置重叠、各部门间的公共服务分散等问题，无法从整体上提供公民所需求的服务。西方国家和理论界开始寻求新的公共治理范式，通过采取协作和整合的战略来谋求解决之道。

英国学者希克斯和邓利维最早对"协同政府"和"整体政府"进行深入研究，并首先构建起整体性治理理论框架体系。邓利维把新公共管理概括为三个方面，即强调分散化、强调竞争和强调激励，他认为占主导的新公共管理理念无论是在学界还是在政府部门治理都已经寿终正寝。希克斯在《迈向整体性治理：新的改革议程》中解释了整体性治理，他界定整体性治理为：政府机构组织间通过充分沟通与合作，形成有效的整合与协调，彼此政策目标一致且连续，政策执行手段相互强化，达到合作无间的目标的治理行动[34]。

整体性治理理论是以协调整合为核心的延展性理论，它在发展过程中吸收了整合观、系统理论等，逐渐演变成服务于公共治理的科学理论。该理论强调以公民需求为导向，以协调、整合和责任为机制，使用信息技术对碎片化的治理层级、治理功能、公私部门关系及信息系统等进行有机整合，不断"从分散走向集中，从部分走向整体，从破碎走向整合"[35]。其目的就是以系统、协同和整合的思路改变碎片化困境，提高公共服务和产品的效率，最终达到善治的效果。

（一）系统与协调

协调并非新的公共行政技巧，而是一种策略性工作和手段。"协调"一词最早出现在 1605 年，意指"有秩序的联合或者组合"。《辞海》则解释为"配合得当""和谐一致"。《不列颠百科全书》关于协调的解释是协调的行为和动作；达到有效结果的各部分的和谐运作。韦伯斯特第三版《国际大辞典》将协调定义为：为达到最有效或和谐的结果而做出的最适当的关系合作，即使各部分机能处于合作与有序状态。

协调词汇涵盖了系统学理论，在系统科学里它可理解为系统的自适应和协同。经济学、管理学、控制论等在各自研究领域中对协调都有着探索和运用。在公共行政学中，从公共行政时代、新公共管理时期到新公共行政阶段，形成了各自的公共行政协调模式。其中整体性治理理论就是针对新公共管理的"碎片化"问题而提出和实践的，协调是整体性治理的根本治理机制和深层内核。"协调"是指政府机构间为发展联合性和整体性工作，构建并依靠信息系统，联合机构间进行对话、共同规划和决策的过程。

（二）从协调到整合

希克斯强调："协调与整合的重要工作需明确区分。"协调使政府组织由碎片化不断趋向团结，采取交互、协作和一体化的管理方式与技术，促使公共事务管理协调一致，实现功能整合。具体来说，协调阶段侧重于政策的制定过程，如在公共政策分析中考虑政策议题、政策对话、联合性政策规划及政策制定等。整合阶段是针对碎片化和裂解化弊端采取的解决途径，着重执行、完成并采取实际行动。从整合方式看，科层制（又称官僚制）依靠严格的制度与权力，采取的主要是权威性整合；20 世纪 80 年代以来的新公共管理以提高经济和效率为目标，采取的是竞争性整合；而整体性治理采取的是合作性整合，包括治理层级的整合、治理功能的整合和公私部门的整合、公共服务提供链的整合等。

（三）整体性治理理论的实践运用

随着时代的发展，整体性治理理论不断完善，在国外的研究中其应用领域从行政体制改革、人事制度改革、养老保险制度、国家预算等跨越到了反恐、环境治理、隐私保护等多个方面，而我国对于整体性治理理论的研究也逐渐从理论研究阶段跨越到了实际应用阶段。

在我国，整体性治理理论最早应用于行政学界，并逐步过渡到解决社会公共服务问题上，其中包括我国新型农村公共卫生服务问题、农民工子女的社会融入问题、农村环境治理问题、城市社会治理机制的创新分析等。在理论的运用范式上，学者首先分析传统治理模式的碎片化特征，涵盖治理主体、治理权责、治理内容、治理过程等多方面的碎片现状；针对问题，学者结合整体性治理理论和制度框架，从协调机制、整合机制、信任机制等层面入手，指明从碎片化治理到整体性治理的现实路径，其包括多主体参与、构建协调机制、根据"一站式服务"建立整合机制、搭建沟通平台，重建信任机制等措施。

随着该理论应用的日益成熟化，我们也可以尝试扩大其应用范围，将其更多地应用到基层卫生服务领域，包括村医队伍的管理与建设等，以此更好地为基层民众服务。

二、村医队伍建设中需要整体性治理

整体性治理理论有助于解决村医队伍问题，为此，我们可以针对当前村医管理机制中碎片化的问题所在，思考运用协调与整合理念，寻找问题的解决思路。

当前村医队伍建设和管理中缺乏协调和整合，包括中央和地方的协调、卫生行政部门和其他部门的协调、村医队伍问题之间的协调等。我国村医的现存问题纷繁复杂，存在执业技能偏低、队伍老化严重、收入低、养老保障未能妥善解决、执业风险大、社会身份得不到认可等多方面问题，这是集政治、经济、社会等多领域的问题，决非单个部门、单一条例、简单的政策调整所能解决。需要多视角系统分析，协调各个问题子系统之间的相互影响。

从中央和地方关系看，虽然在中央层面对村医拥有统一的政策和法律规定，并在各个政策文件中试图强调各个问题之间的相互联系。但是各省区市的治理主体、治理方式、执行力度不一，且法律政策、管理机制等方面存在碎片化的问题，导致政策不能发挥预期效果。

从卫生行政部门和其他部门之间的协调整合看，长期以来，村医问题更多地被限定为卫生行政部门职责范畴，各个地方对卫生事业的重视程度直接关系着卫生行政部门的话语权，以及在政府部门之间的协调能力。正由于如此，当前对村医问题的解决，往往容易采取"头痛医头、脚痛医脚"方式，限制了问题的有效解决。

村医问题之间的协调整合同样如此。例如，谈到村医的学历和能力问题时，国家采取了农村医学生订单培养方式解决，但对学生毕业后的履约情况、人才流失的原因与职业保障、职业认同等有关问题，无法很好地进行问题之间的协调和融合。

三、以职业化建设回应村医队伍整体性治理

研究表明村医问题关系到职业属性、职业资格、准入与退出制度、社会保障等核心问题，需以职业化改革为主线，形成村医队伍建设的合力。职业化是职业发展所经历的改革和动态调整的过程。通过职业化改革，原本欠规范、制度化的职业发生转变，如职业的基本属性发生演变或使原本不存在和不清晰的属性变革清晰，社会、政府和制度对职业进行明确界定，并发展成为新的状态。

村医职业化改革过程中，职业化各关键要素会得到一定的发展，在一定程度上解决村医职业化面临的问题，最终村医发展成为一种获得认同的社会职业，得到政策和法律承认，村医从业者从而进入社会展开工作生活，成为稳定的职业人群。一方面，村医职业化建设提升村医队伍的整体素质，在学历教育、在职培训、执业水平考试、岗位设置标准、准入退出机制、薪酬待遇、上升通道等方面进行全面的职业化建设，让村医同时有"为"和有"位"，走职业化的发展道路，通过稳定总量，提升一批、退出一批、新进一批，快速提升队伍的整体素质，突破村医队伍发展的瓶颈，让他们真正成为亿万村民的健康守门人，发挥保障农村居民的健康网底作用。另一方面，村医的职业化建设有助于村医提供高质量服务，提高村民卫生服务利用的公平性。

第二节　村医队伍职业化的理论模型

一、村医队伍职业化的界定

（一）什么是职业化

在汉语中 occupation 与 profession 都可译作职业，但两者有很大的区别。occupation 倾向于工作岗位，是特定组织中需要承担一定职责的员工工作的位置，它强调承担某类任务的人员数量以及具体劳动的地点。Parsons 从功能主义观点出发，区分了 profession 和 occupation[36]。profession 本意是职业，是 occupation 的一个子范畴，它所指的不是普通岗位，而是需要接受一定教育和特殊训练的专门职业，这些职业者发挥着社会稀缺资源的某种功能。《中国大百科全书》把"职业"定义为随着社会分工而出现的并随着社会分工的稳定而构成人们赖以生存的不同工作方式。

在 Parsons 看来，职业化是某种已经存在的职业，因专业性的增强获得更高专业地位的过程[37]。Snizek 指出，社会进步与发展将推动越来越多的行业纳入职业化进程，职业化成为衡量行业成熟度的标志。但也有学者认为，职业化就是一种活动经过发展，成为职业活动的过程，是一种职业的形成、发展的过程[38]。但无论哪种观点，都一致强调职业知识、技能的发展和完善，具有一定的职业资格与准入，并得到社会认可[39]。

从对象看，职业化包括行业职业化和行业者职业化两个层面，两类研究之间相互渗透，不可分割。从时间发展看，职业化既是一个改革的过程，也是一种改革的结果，"化"偏重转变成某种性质或状态；同时通过职业化改革，该职业得到社会认可，建立了完备的职业准入、管理与退出机制，从事该职业的员工可以获得稳定的职业收入和保障。因此，职业化是一个动态的历史过程。

（二）职业化要素的研究和实践总结

综合国内外学者对职业化的界定，以及一些行业（如律师、医生、教师等）的职业化实践经验，我们总结出在职业化研究中有如下关键要点。

（1）强调职业属性的转变："职业化"就是职业的基本属性演变、发展成一种趋势或倾向，甚至使原本不存在或不明显的属性发展为新的性质或进化为新的状态。例如，法官职业化改革从 2002 年启动，跟随我国司法和法制事业改革步伐，构建了现代法官制度。通过改革，法官的职业分类和职业属性更加清晰[40]。再如，通过乡村教师职业化改革，民办教师的"亦教亦农"特殊身份转变，转为公办教师。

（2）从业方式：全日制从业方式。早在 1933 年，布朗德士就提出职业者的特点之一为"全日制从业"。1959 年 Goffman 也明确提出全日制从业对于职业化的重要性。Wilensky 通过考察 18 种职业成为专业的历程，揭示了成熟职业发展所经历的典型过程，即成为全职工作[41]。

（3）职业资格。职业化从业人员必须具有一定的职业资格，教师、律师、法官、医师等职业，都有明确的职业资格准入的规定。职业资格认证成为职业化过程的关键，可以提高从业者技能和规范职业市场运行，甚至需要独立的资格审核机构，经过严格审核真正衡量特定群体的职业化水平[42]。在教师职业化上，国家在 1993 年实行教师资格制度，以教师资格证作为职业准入条件。

（4）职业知识与技能。职业知识与技能是职业资格的必然条件，但不是全部条件，而且职业人员获取专业知识需要系统学习。职业化也强调终身学习和培训，以获取更新的知识。

（5）突出职业者的权利与保障：Larson 认为职业化是一种特殊服务的提供者，所要求的知识体系与社会制度的主要需求和价值观密切联系，并服务于社会和大众。因此需要社会赋予其特定的权利和声望[43]。Forsyth 认为，职业化过程也就是职业权利追逐和逐步实现的过程，权利是职业化的核心概念[44]。职业化是从业人员谋生的主要方式，从一些具体职业化改革来看，无论法官、医师还是教师等，对于从业人员的职业权利与保障都是必不可少的内容。

（6）强调职业道德、职业规范和职业素养。职业道德、专业服务理念也是职业化概念中的重要内容。有学者提出，职业化是指员工通过培养与训练，具有专业服务理念和职业道德，运用专门的知识与技能创造价值的过程[45-46]。

（7）突出职业的社会认同和法律认可，职业化是一个理性追求的动态过程，旨在描述一个职业的专业性质和发展状态所处水平，以社会认同和制度确认为标志[47]。职业化表现为标准化、规范化、制度化[48]。

（8）稳定性：职业化的工作具有相对稳定性，同时职业化队伍也具有稳定性。

（9）行业职业化与个人职业化的区分。前者指某一行业通过职业化改革，实现职业化状态；后者指从业个人根据行业职业化要求从事职业行为。

（三）村医队伍职业化的概念界定

本书将村医队伍职业化界定为两个维度：一是村医队伍职业化的改革过程；二是村医队伍的职业化状态，即职业化改革结果。

首先，从职业化过程来讲，村医队伍职业化指的是村医职业化的动态改革过程，是某种职业在法律和公共信念及相关准则中得到它应有地位的社会过程[49]，这是一个发现问题、总结问题和解决问题的过程，是对村医旧状态中诸多问题的系统思考。

在这个过程中，村医队伍职业化建设被确定为解决问题的方案，在村医队伍的社会价值和功能统领下，以职业属性改变为切入点，融合村医队伍的各职业要素，制定职业化改革路径。具体而言，村医职业化过程包含以下内容：①对村医进行重新定义，将其作为社会分工体系中的一个特定职业；②界定村医职业的基本属性；③界定村医职业的基本要素，并以法律法规、我国国情、地区差异、农村基层健康服务需求特征等为要素背景，确定各要素在职业化改革后应达到的状态；④确定村医队伍职业化的最终状态；⑤制定村医队伍职业化改革的路径，路径规划应结合我国村医队伍近十年的发展特征，综合考虑职业化改革中的社会、人口、经济、卫生服务需求等要素，建立预测模型，提出不同阶段职业化改革的子目标。

其次，从职业化结果看，村医队伍职业化指的是通过改革村医职业的属性使其发展成新的性质或状态，这是职业化改革的结果。职业化是社会分工的表现[50]，是某一行业发展成熟的标志，村医职业也可以通过职业化带来村医队伍的实质转变。

村医队伍的职业化状态可以从以下几个方面进行理解。①赋予特定的身份认可。②村医具有特定的从业资格,如执业(助理)医师、全科执业(助理)医师、乡村全科执业(助理)医师。③村医具有明确的功能定位,并根据社会发展和农村卫生服务需求的变化而调整。④在市场机制作用下,遵循村医的行为规则,提高职业技能,体现职业精神。⑤具有一定的职业保障:获得报酬、养老保障和社会地位。⑥建立完善的准入和退出机制。⑦村医作为一种职业,在社会大众认同与接受的基础上取得政策和法律的认可。

(四)村医队伍职业化所带来的价值:从岗位到职业

对个人的价值:职业化有利于良好职业保障的形成,各种法律法规的制定明确了从业者的权利和职责。一个职业的成熟和稳定,有利于促进从业者个人的成长和发展,激发从业者的工作积极性,并反过来促进行业的发展,形成良性循环。同时有利于个体职业认同的形成,推动从业者形成良好的职业素养。

对岗位的价值:职业化建设可以促进行业规范化,有助于行业的成熟与发展,吸引更多的人才加入到村医队伍。通过职业化建设,村医不仅有"为",而且有"位",从而真正起到保障农村居民健康网底的作用。

二、村医队伍职业化模型

本书主要从村医的职业属性、村医队伍职业化要素与逻辑框架进行构建[51]。图 3-1 显示了村医的价值和功能定位、职业属性界定、职业化要素和职业化建设结果之间的逻辑关系。

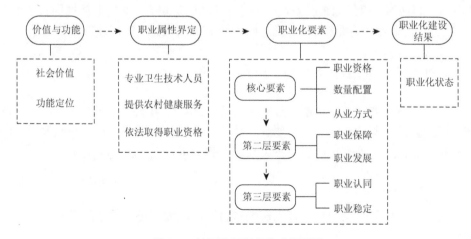

图 3-1 村医队伍职业化建设逻辑

（一）村医的价值与功能对职业化建设的思想统领作用

1952 年《关于县以下卫生基层组织的组织系统、编制及任务的规定》首先提出村要设卫生室，将主要职责界定为预防保健与公共卫生工作、健康宣传工作和医疗工作。该要求成为我国对村医和村卫生室功能定位的直接依据。随着时代变化，尽管功能的具体表现有所调整改变，但核心思想一直得到延续。在功能引导下，村医在农村为老百姓提供基本医疗服务和健康管理服务，发挥出极大的社会价值，促进了我国卫生资源的合理利用。

村医的价值和功能需要成为队伍职业化建设的思想统领，充分肯定村医队伍的价值和存在意义，并在此思想指导下，以清晰的职业属性、适宜的职业资格准入、合理的职业保障等，赋予村医合适的职业位置、执业能力和执业积极性。

（二）村医职业化建设需要清晰的职业属性

职业属性是解决村医队伍问题的前置性问题。职业属性不仅应切合村医当前所从事工作的内容及领域，还应将其作为社会分工体系中的一个特定职业，明确在我国卫生技术人员队伍中的位置，让他们有职业的归属感。

村医职业化建设需要从法律层面明确村医队伍的职业属性，明确村医是农村基层公益性基本卫生服务的直接提供者。村医的职业属性应该是：依法取得特定的职业资格，提供农村基层健康服务的专业卫生技术人员。该属性表明，第一，改变以往村医不属于全国卫生技术人员范畴的状况，将其作为专业的卫生技术人员；第二，村医应取得特定的职业资格，严格职业准入标准；第三，村医在农村基层（乡村两级）提供健康服务，具有特定的功能定位。村医职业属性回答了"我是谁""我的职业内容是什么""我怎样才能从事该职业"的问题。

（三）村医职业化要素及分层

村医职业化要素包括：职业资格、从业方式、数量配置、职业保障、职业发展、职业认同、职业稳定等七个要素。从图 3-1 中可以看出，村医职业要素之间并不是割裂的，而是存在层层逻辑关系，大体上可以划分为三个层次。

1. 第一层要素

为了科学回答这些问题，首先需要对村医的职业资格、数量配置和从业方式做出回答。

其中，职业资格包含从业资格和执业资格。从业资格是指从事某一专业的学识、技术和能力的起点标准，它强调村医所应具有的基础技能；而执业资格强调专业准入的控制，强调村医的未来标准。当前村医队伍的职业资格更多地表现为一种从业资格要求，如需要具有乡村医师资格证书。但是在经过职业化建设后，职业资格将转向对执业资格的准入限制，以具有较高的执业资格水平作为村医的执业准入条件。

如果说职业资格是村医队伍建设的质的保障，那么数量配置则是村医队伍人力资源数量的量的保证。我国村医队伍具有不可替代的基层健康网底功能，因此，该支队伍需要有一定规模的数量配置，才能保障当前农村环境下居民的健康需求得到满足。

从业方式是对村医如何执业的规定，是 24 小时工作制还是 8 小时工作制更加符合农村居民的需求？不是简单的时长规定问题，而是关系着农村居民能否实现便捷就医的保障。

2. 第二层要素

根据"付出—回报"平衡理论，村医按照规定的从业方式去实现功能定位，就应当拥有从村医职业付出中获得相应回报的权利，即村医的职业保障问题。并在此基础上，为村医提供适宜的未来职业提升和发展的空间。因此，笔者提出职业保障和职业发展是村医职业的第二层要素。

3. 第三层要素

第三层要素主要包括职业认同和职业稳定。职业认同包括三个层面，即法律与政策层面的认同、政府与社会的认同和村医的自我认同。在前文的职业属性中，笔者已经提出从法律和政策层面对村医职业予以认同。随着村医职业的法律界定清晰，政府、社会及村医的职业认同也将得到提升。

职业稳定即个体在职业或岗位上的持久性，体现为村医队伍的新陈代谢良好、流失率低并能得到及时有效的人员补充。

三、2015 年 13 号文对村医职业化改革的指导意义

为了进一步加强村医队伍建设，2015 年国务院办公厅印发了《关于进一步加强乡村医生队伍建设的实施意见》（国办发〔2015〕13 号）。该文成为近几年国家和地方落实村医队伍建设的主要精神和政策依据。细读 13 号文，文件的相关规定反映了国家对村医职业化要素的要求导向，如职业资格、功能定位、从业方式、

职业保障、职业发展、职业稳定等。表 3-1 较为详细地列举了 13 号文中关于职业化要素的相关规定，为未来村医队伍的职业化改革指明了方向。

表 3-1　13 号文中关于职业化改革的规定

要素	核心内容	13 号文的具体规定
1. 功能定位	基本公共卫生基本医疗服务	①向农村居民提供公共卫生和基本医疗服务，并承担卫生计生行政部门委托的其他医疗卫生服务相关工作；②更好地保障农村居民享受均等化的基本公共卫生服务和安全、有效、方便、价廉的基本医疗服务
2. 职业资格	执业（助理）医师	通过 10 年左右的努力，力争使乡村医生总体具备中专及以上学历，逐步具备执业助理医师及以上资格
	乡村全科执业（助理）医师	①建立乡村全科执业助理医师制度；②增设乡村全科执业助理医师资格考试，统一组织、单独命题；③限定在乡镇卫生院或村卫生室执业；④取得乡村全科执业助理医师资格的人员可以按规定参加医师资格考试
	职业准入	严格乡村医生执业准入。在村卫生室执业的医护人员必须具备相应的资格并按规定进行注册
3. 从业方式	服务方式	转变乡村医生服务模式。①开展契约式服务；②鼓励乡村医生提供个性化的健康服务
	职业行为	按照《中华人民共和国执业医师法》《乡村医生从业管理条例》等有关规定，切实加强乡村医生执业管理和服务质量监管
4. 职业保障	收入保障	保障乡村医生合理收入。①综合考虑乡村医生工作的实际情况、服务能力和服务成本，采取购买服务的方式，保障乡村医生合理的收入水平；②落实乡村医生多渠道补偿政策；③动态调整乡村医生各渠道补助标准；④提高艰苦边远地区乡村医生待遇。对在国家有关部门规定的艰苦边远地区和连片特困地区服务的乡村医生，地方财政要适当增加补助
	养老保障	①支持和引导符合条件的乡村医生按规定参加职工基本养老保险；②不属于职工基本养老保险覆盖范围的乡村医生，可在户籍地参加城乡居民基本养老保险；③对于年满 60 周岁的乡村医生，各地要结合实际，采取补助等多种形式，进一步提高乡村医生养老待遇
	执业环境	加强村卫生室建设，采取公建民营、政府补助等方式，进一步支持村卫生室房屋建设和设备购置
	执业风险	建立乡村医生执业风险化解机制。可采取县域内医疗卫生机构整体参加医疗责任保险等多种方式有效化解乡村医生的执业风险
5. 职业发展	职业发展空间	拓宽乡村医生发展空间
	职业技能提升	①依托县级医疗卫生机构或有条件的中心乡镇卫生院，开展乡村医生岗位培训；优秀乡村医生到省、市级医院接受免费培训②乡村医生每年接受免费培训不少于 2 次，累计培训时间不少于 2 周③到村卫生室工作的医学院校本科毕业生优先参加住院医师规范化培训
	学历继续教育	①鼓励符合条件的在岗乡村医生进入中、高等医学（卫生）院校（含中医药院校）接受医学学历教育，提高整体学层次②对于按规定参加学历教育并取得医学相应学历的在岗乡村医生，政府对其学费可予以适当补助

续表

要素	核心内容	13号文的具体规定
6.职业稳定	合理配置	①综合考虑辖区服务人口、服务现状和预期需求以及地理条件等因素，合理配置乡村医生 ②原则上按照每千服务人口不少于1名的标准配备乡村医生
	村医人才供给	实施订单定向培养，加强农村订单定向医学生免费培养工作，重点实施面向村卫生室的3年制中、高职免费医学生培养。免费医学生主要招收农村生源
	退出机制	建立乡村医生退出机制

13号文对村医队伍职业化要素的指导意义具体体现为以下方面。

（1）职业资格方面：执业（助理）医师是村医的准入门槛，但考虑到乡村卫生服务需求的特殊性，未来村医的职业资格将是乡村全科执业（助理）医师。

（2）功能定位方面：明确提出村医提供基本医疗和基本公共卫生服务及个性化健康服务。

（3）从业方式方面：提出改革村医服务模式，保证农村居民享受安全、有效、方便、价廉的服务。

（4）职业保障方面：从收入、养老、执业环境和执业风险四个方面提出。明确了收入的结构和确定依据；以职工养老保障作为村医养老的主方向；改善村卫生室环境，建立村医执业风险化解机制。

（5）职业发展方面：提出要保证村医的发展空间，促进村医技能提升，继续推进继续教育。

（6）职业稳定方面：推进村医订单培养，保障村医的来源；合理配置村医，并建立严格的准入和退出机制。

（7）职业认同方面：尽管13号文对此尚无明确表述，但随着职业化的推进，村医作为一个新型职业，将改变以往半医半农状态，作为卫生技术人员的重要组成，得到国家和政策、法律认同。

第四章　村医队伍的价值和功能

第一节　认识村医的社会价值

一、个体与社会的价值关系

个体与社会的价值关系问题是社会价值理论要解决的核心问题，是贯穿在整个社会价值理论中的一条主线[52]。村医通过个体劳动，与农村社会系统、国家卫生服务系统的主体、要素之间发生社会交换，产生社会价值。因此，村医与社会之间呈现出价值关系。

（一）利益关系实际上是一种价值关系

个体在社会中生存，首先会追求个体利益。《史记》记载："天下熙熙，皆为利来；天下攘攘，皆为利往。"马克思在 1842 年曾经说过："人们的奋斗所争取的一切，都同他们的利益有关。"[53]个体通过劳动，首先满足自身的个体利益需求，此时劳动创造出的价值以个体为载体，是一种自我价值。在此基础上，通过社会交换，个体劳动促进他人利益和社会利益的实现，体现出社会价值。因此，人类社会的关系是人与人之间利益和价值的相互碰撞及交换，人们之间的利益关系实际上是一种价值关系。

（二）劳动价值内含社会价值

利益或价值与人们的日常生活密切相关，人的一切行为、思想、情感和意志都以一定的利益或价值为原动力。社会是一种价值存在，包含自我、他人、群体、社会主体等多种价值主体。个体生存在社会中，具有一定的社会价值，表现为个体对社会需求的满足和对社会进步的贡献。社会价值是个体通过自身和自我实践活动满足社会或他人物质的、精神的需要所做出的贡献和承担的责任。中国从古至今强调社会责任心，从修身、齐家到治国、平天下，集中体现了个体存在的自我价值和社会价值。劳动者创造的价值，除了一部分用于生产资料成本补偿、满足个体和家庭需求的自用价值外，还有满足社会需求的剩余价值。每一个行业的从业者都创造自用价值以外的社会价值。

二、村医的社会价值体现

马克思在《青年在选择职业时的考虑》一文中提出："在选择职业时，我们应该遵循的主要指针是人类的幸福和我们自身的完美。不应认为，这两种利益是敌对的，互相冲突的，一种利益必须消灭另一种的……"[54]在这句话中，自身的完美指自我价值；人类的幸福指社会价值[55]。在现实社会中，村医职业实现了个体利益的满足，包括生理需求、心理需求和社会需求，同时通过基层健康服务提供，村医劳动体现出巨大的社会价值，在卫生服务体系中所具有的实际意义是深远的。

村医作为基层卫生工作的"三大法宝"之一，为人民群众健康所做的贡献毋庸置疑。在人们健康意识与健康需求不断提高而医疗卫生服务本质逐渐削弱的情况下，村医在农村家门口提供医疗服务的价值是高效益的。按照马克思的劳动价值理论，村医的价值中不仅包含着通过当前工资收入体现出来的那部分价值，而且还有巨大的社会价值。[56]

（一）满足社会健康需求特别是基层老百姓的健康需要，实现疾病的健康转归

村医扎根基层，主要承担农村常见病、多发病的基本诊疗的重任。由于疾病发生的不确定性，村民就诊时间往往也不确定。村医可以根据农村居民健康需求的不同特征，提供适宜、便捷、平价和 24 小时随叫随到的拟家庭化服务[57]，第一时间满足农村居民的健康需求。无论是在人口密集的农村地区，还是在人口稀少的偏远地区，该社会价值都具有同等意义。

（二）作用于卫生资源秩序流向的基础价值，促进我国卫生资源的合理利用

村医承担大部分疾病首诊、康复和护理等服务，分流了公立医院的普通门诊，缓解"看病难、看病贵"问题，减轻居民医疗费用负担。而且村医作为农村社区健康管理与促进的意见领袖，在与农村居民的长期接触中，更容易获得患者的信任和理解。这对合理引导病人的就医流向、缓解乡镇卫生院的卫生资源压力、加快实现分级诊疗具有积极意义。如果没有村医的存在，农村基层卫生服务将大量

涌向乡镇卫生院，冲击乡镇卫生院本来就十分有限的卫生资源，同时也降低医保基金和卫生资源的使用效率。

（三）具有卫生资源分散的组装价值

我国农村人口众多，居住比较分散，老人看家、儿童留守现象普遍，部分地区交通服务欠发达。与大医院的医生相比，村医只是提供简单的医疗和基本的公共卫生服务，技术含量不高。但村医对村民情况、地理环境的熟悉以及与村民之间沟通的便捷等优势在目前还没有更好的模式去替代，农村基层基本医疗和公共卫生服务的实现需要在医院的整体指导下靠村医的分散能力来完成。

（四）担负着基本公共卫生服务的任务

基本公共卫生服务贯彻"以预防为主"的服务原则与核心理念，从经济学的角度来说，公共卫生服务是一种成本低、效果好的服务，同时也是一种具有较长的回报周期的服务。村医承担着 40% 的基本公共卫生服务任务，他们的工作不仅可以有效地应对突发公共卫生事件，而且对中国公共卫生事业的长远发展起到重大作用。

三、通过合理的服务定价体现村医社会价值

（一）以基于价值的健康服务作为定价的理论基础

当前村医的收入以政府补助为主要来源，主要依据为工作量，包括门急诊和基本公共卫生的工作量。按照实际门诊人数给予一般诊疗费补助，按照实际承担的基本公共卫生任务划拨约 40% 的专项经费到村级并以补助形式发放。尽管和大医院的医生相比，村医提供简单的医疗和公共卫生服务，其服务的技术含量不高，复杂程度低，劳动强度也相对较低，但是村医职业的社会价值意义深远。如果仅仅按工作量为收入计算标准，那在整个卫生服务人员的收入中，村医的待遇都将无法得到很好的提升。反过来，如果缺少了村医队伍，国家可能将付出几倍、几十倍的经济和卫生资源投入，才能真正实现全民健康覆盖目标。

基于上文对村医价值的剖析认识，我们应改变的观念是：村医的服务定价并不能仅仅依靠服务量，而应将其放在我国整个卫生服务体系中综合考虑。基于价值的健康服务（value-based healthcare）可以作为村医服务定价的理论基础。

（二）劳动价值理论在村医服务定价中的体现

村医的服务定价还需要结合马克思的劳动价值理论，将人力资本投资成本、人力成本等要素综合考虑。

1. 村医的人力资本投资成本

在村医成为重要的卫生人力资源之前，要进行长期的人力资本投资，包括教育投资、时间投资以及机会成本（指因投资于村医而放弃其他投资营利机会的损失）等。按照国务院办公厅《关于进一步加强乡村医生队伍建设的实施意见》的政策目标规定，"通过 10 年左右的努力，力争使乡村医生总体具备中专及以上学历，逐步具备执业助理医师及以上资格"。这种人力资本水平的实现，需要对村医进行教育培训（如金钱）、时间投资等。人力资本投资成本意味着在对村医健康服务定价中，应考虑其作为卫生技术人员的特殊性，区别于一般社会成员前期所进行的投入和花费。

2. 村医使用的人力成本

狭义的人力成本是指组织在一定的时期内，在生产、经营和提供劳务活动中，因使用劳动者而支付的所有直接费用与间接费用的总和[58]。村医以村卫生室作为提供健康服务的主要场所，在乡村一体化管理下开展工作，乡村两级是使用村医人力的直接部门。当前尽管对村卫生室的属性（属于卫生组织机构还是村级自治组织）没有清晰界定，乡村一体化管理下乡镇卫生院对村医也没有实质的人事管理权力，村医处于既是老板又是员工的双重身份状态，但政府作为村医的主管部门，应将村医提供健康服务中的直接费用和间接费用纳入服务定价的框架范围。

3. 村医工作的时间投入成本

农村地区地广人稀，医疗服务半径远超出 15 分钟的医疗服务圈。基本公共卫生服务的开展，更是受到地理环境的挑战。加上签约服务的开展，村医工作状态也会随之发生改变。这些时间成本的投入，不能简单地用工作量去衡量。

4. 其他人力资本的使用成本

人力成本包括工资总额、社会保险费用、福利费用、教育经费、住房费用及其他人工成本[59]。除去上文讨论的工资收入、教育投入等外，社会保险费、住房费用、执业风险等成本，也需要纳入村医服务定价范围，以保证村医队伍的稳定性和职业吸引力。

第二节　村医功能的政策要求

一、村医基本功能的政策规定

村医的基本功能概括为基本医疗服务和基本公共卫生服务。政策文件对村医两大功能的政策表述主要贯穿于国家颁布的村卫生室和村医的两大类政策文件中，此外当新医改、乡村两级一体化管理、农村签约服务开展等政策中涉及村卫生室和村医时，也有功能方面的规定和表述。

（一）从村卫生室角度进行功能规定

1952 年《关于县以下卫生基层组织的组织系统、编制及任务的规定》首先提出，自然村要设卫生室，配不脱产卫生员，负责预防接种、妇幼保健、传染病隔离等公共卫生服务。卫生员是村卫生室的人员，也是我国最早的村医队伍。该规定中对于卫生室和卫生员的主要职能描述也是对村卫生室功能的最早规定[60]。

2017 年第三次修订的《医疗机构管理条例实施细则》第三条所列的十四个医疗机构类别中，村卫生室（所）在第八位。2014 年国家为明确村卫生室功能定位和服务范围，保障农村居民获得公共卫生和基本医疗服务，颁布《村卫生室管理办法（试行）》。《村卫生室管理办法（试行）》第二章"功能任务"中第七条至第十一条详细规定了村卫生室的功能，提出"村卫生室承担与其功能相适应的公共卫生服务、基本医疗服务和上级卫生计生行政部门交办的其他工作"。

（二）从村医角度进行功能规定

2003 年国务院公布的《乡村医生从业管理条例》第二十四条规定，村医在执业活动中应当"树立敬业精神，遵守职业道德，履行乡村医生职责，为村民健康服务"。《乡村医生从业管理条例》第十五条对村医的功能定位作了相应规定，即"乡村医生经注册取得执业证书后，方可在聘用其执业的村医疗卫生机构从事预防、保健和一般医疗服务"。同时，《乡村医生从业管理条例》第四章"培训与考核"对根据村医的工作进行考核以衡量评价其功能发挥做出了规定。

2010 年卫生部、财政部联合颁布《关于加强乡村医生队伍建设的意见》，明确村医的工作职责，规定其主要职责是"向农村居民提供公共卫生服务及一般疾病的诊治"。2015 年国务院办公厅印发《关于进一步加强乡村医生队伍建设的实施意见》，意见明确乡村医师的职责是向农村居民提供公共卫生和基本医疗服务，并承担卫生计生行政部门委托的其他医疗卫生服务相关工作。

二、村医现代功能的政策要求

（一）分级诊疗功能

2015 年国务院办公厅印发《关于推进分级诊疗制度建设的指导意见》，部署加快推进分级诊疗制度建设，明确各级各类医疗机构诊疗服务功能定位，加强基层医疗卫生人才队伍建设，发挥其居民健康"守门人"作用。此外，在国家新医改等文件中也指出逐步建立分级诊疗和双向转诊制度。分级诊疗目标的实现过程中，村医扮演着不可或缺的角色。他们不仅直接完成了农村居民的首诊就医，而且对居民良好的逐级就诊习惯的养成等，具有潜移默化的作用。

（二）家庭医生功能

2016 年印发的《关于推进家庭医生签约服务的指导意见》突破了以往对村医的基本医疗和基本公共卫生服务的描述习惯，增加了签约服务模式下村医功能内容，特别是健康管理服务功能。《关于推进家庭医生签约服务的指导意见》提出明确家庭医生为签约服务第一责任人，明确签约服务内容，家庭医生团队为居民提供基本医疗、公共卫生和约定的健康管理服务。

2018 年国家卫健委和国家中医药管理局联合发布《关于规范家庭医生签约服务管理的指导意见》，对家庭签约医生服务内容进行规定，主要包括：①基本医疗服务及其相关的优先预约与优先转诊服务、药品配送与用药指导服务等，基本医疗服务涵盖常见病和多发病的中西医诊治、合理用药、就医指导等。②公共卫生服务及其相关的健康教育与咨询服务等，公共卫生服务除涵盖国家基本公共卫生服务项目外，还包括其他公共卫生服务，如重大公共卫生服务的参与与协调工作，同时提供个性化健康教育和健康咨询等。③健康管理服务，掌握基层居民的真正健康状况和需求，制定个性化签约服务，包括完善健康档案、健康评估、家庭病床服务与护理、远程健康监测等。④其他特色服务，如长期处方服务、出诊服务、中医药"治未病"服务等。

（三）医养结合中的要求

2015 年国务院办公厅印发《全国医疗卫生服务体系规划纲要（2015—2020 年)》中重点强调了医养结合，提出 "发展社区健康养老服务。提高社区卫生服务机构为老年人提供日常护理、慢性病管理、康复、健康教育和咨询、中医养生保健等服务的能力，鼓励医疗机构将护理服务延伸至居民家庭"。文件中的社区卫生服务机构在农村地区对应的是乡镇卫生院和村卫生室。文件还指出 "做好上门巡诊等健康延伸服务""鼓励医疗机构将护理服务延伸至居民家庭"。综合当前农村家庭医生签约服务内容来看，当前村医承担着家庭上门随访、健康管理等服务，部分是对将来农村地区医养结合服务模式的一种提前实践。

三、村医的突发公共卫生功能

《关于进一步加强乡村医生队伍建设的指导意见》明确指出村医需要 "协助专业公共卫生机构落实重大公共卫生服务项目，按规定及时报告传染病疫情和中毒事件，处置突发公共卫生事件等"。在新冠肺炎疫情抗击中，村医在村级实行人员排查、体温监测、宣传教育等方面做了大量工作，直接发挥着疫情防控的关键作用。

四、村医服务的连续性特征

健康中国战略目标的实现需要立足于 "全人群" 和 "全生命周期" 两个着力点，依靠全新的健康管理模式，以提供 "公平可及" 和 "系统连续" 的健康服务。村医作为全科医生，也需要提供和贯通基本医疗、基本公共卫生和个性化服务等内容，实现其功能。这些服务内容和服务形式之间呈现连续性、一体化特征，是一种连续性、照顾性的健康服务，符合现阶段农村居民卫生服务需求，促进实现全生命周期健康管理目标的实现。

首先，基本公共卫生服务的内容自身表现出连续性特征。儿童健康管理、孕产妇健康管理和老年人健康管理等项目并非一次服务即可完成，而是需要向服务对象提供连续的、长期的、系统的服务。

其次，基本公共卫生服务与基本医疗服务之间存在连续性[61]。通过将村医接诊病人的诊疗信息录入健康档案，不仅能够为基本公共卫生服务的开展提供方向，有助于实现慢性病、高危人群的早发现、早干预，还可以提高个性化服务的针对性。与此同时，公共卫生人员在健康随访和健康管理过程中，及时将居民的异常随访结果反馈到信息系统，给临床医生提供诊疗参考。

最后，医养结合服务也体现出较高的服务连续性。医养结合模式中包括传统的生活护理服务、精神心理服务，也包含医疗服务、健康咨询服务、健康检查服务、疾病诊治和护理服务、大病康复服务以及临终关怀服务等，本质上要求提供一种照顾性的连续性医疗服务。

第三节　村医的基本功能发挥现状与问题

在本节中，我们将从村卫生室组织和村医个体的视角，向读者展示村医队伍的功能发挥情况。在论证中，既展示全国状况，又以我国中部某省为例，分析2015～2019年全省村医队伍的功能发挥状况。

一、村卫生室组织视角下的村医功能发挥

村卫生室是村医的主要工作场所，因此村卫生室的基本医疗和基本公共卫生工作主要由村医承担，具体反映在门急诊人次数、重点人群管理、慢性病管理、突发公共卫生工作等各个方面。

（一）基本医疗功能发挥情况

1. 全国村卫生室的基本医疗功能开展

基本医疗功能主要分为村卫生室的总诊疗人次数、门急诊人次数、中医药适宜技术服务、转诊、出诊等五大类。对此，本书收集了国家基本医疗服务的数据，以及文献数据、调研数据等，来展示村卫生室的基本医疗服务功能发挥现状。

从表4-1看出，2019年村卫生室的总诊疗人次为160 462万，比2016年下降了24 802万。门急诊服务是基本医疗功能的主要体现，是村民到村卫生室进行非住院治疗的人次数的统称，是门诊、急诊人次数之和[62]。村卫生室的诊疗活动主要通过门急诊服务，该服务从2016年至2019年也呈下降趋势。

中医药作为独特的卫生资源，在预防保健方面具有突出优势，在解决疑难疾病、常见病和多发病方面有巨大的潜力和广阔的发展空间。2016年8月，国家中医药管理局下发了《关于印发基层中医药服务能力提升工程"十三五"行动计划的通知》（国中医药医政发〔2016〕33号），其中要求"70%以上的村卫生室能够

按照中医药技术操作规范开展 4 类以上中医药适宜技术"。此后各地出台的政策对村卫生室提供中医药服务能力做出了硬性规定，中医药适宜技术服务在村级中得到一定运用。

村卫生室在分级诊疗中发挥的转诊服务功能不足，更多的村民自主流向乡卫生院甚至是县级医院。23.96%的村民直接到村卫生室取药，而不经历完整的"挂号—看病—取药"的诊疗过程。

表 4-1　村卫生室的基本医疗服务量及数据来源

序号	指标	数量	数据来源
1	村卫生室总诊疗人次/人次	2016 年：185 264 万 2019 年：160 462 万	《2017 中国卫生统计年鉴》；《2020 中国卫生健康统计年鉴》
2	村卫生室门急诊人次/人次	2016 年：168 674 万 2019 年：148 454 万	
3	村卫生室中医药适宜技术比例	10%	国家中医药管理局办公室《关于印发乡镇卫生院社区卫生服务中心中医综合服务区（中医馆）建设指南的通知》
4	推拿疗法占村卫生室中医药适宜技术人次比例	45.22%	《乡村医生执业中中医中药现状调查及发展优势探讨》，数据年份为 2013 年
5	针灸疗法占村卫生室中医药适宜技术人次比例	39.35%	
6	村卫生室转诊人次占比	27.86‰	调研数据（2016 年）
7	村卫生室出诊人次占比	19.32‰	
8	静脉注射比例	33.42%	
9	单纯取药比例	23.96%	

注：因为表格中部分数据为 2016 年底现场调研数据，因此表格中的全国数据也对应增加 2016 年的结果，下同

2. 样本省份的基本医疗功能开展

村医在居民常见病、多发病、转诊服务等基本需求方面发挥了兜底作用。表 4-2 显示了 2015～2019 年样本省村卫生室诊疗服务利用情况。尽管村卫生室的基本医疗服务量从 2015 年度的 106 085 862 人次下降至 2019 年度的 76 331 402 人次，但考虑到乡村振兴战略、城镇化发展、人口流动等因素的影响，以及一些地方村卫生室对输液的控制，村医的基本医疗兜底作用仍然值得肯定。村级的中医药诊疗技术服务利用增加，2015～2019 年全省总量呈上升趋势，其中 2019 年较 2018 年增长了 20.48%。

表4-2　2015～2019年样本省村卫生室诊疗服务利用情况

年份	总诊疗人次数/人次	门急诊人次数/人次	中医药诊疗技术服务	
			人次数/人次	增长率
2015	106 085 862	99 306 454	366 687	—
2016	101 919 327	95 793 292	586 790	60.02%
2017	96 878 575	91 362 483	646 702	10.21%
2018	85 815 412	80 868 044	758 277	17.25%
2019	76 331 402	72 165 717	913 555	20.48%

（二）基本公共卫生服务功能发挥情况

村卫生室的基本公共卫生服务具体包括：居民健康档案管理、健康教育、预防接种、0～6岁儿童健康管理、孕产妇健康管理、老年人健康管理、慢性病患者健康管理（包括高血压患者健康管理和2型糖尿病患者健康管理）、严重精神障碍患者管理、肺结核患者健康管理、中医药健康管理、传染病及突发公共卫生事件报告和处理、卫生计生监督协管。

1. 全国情况

参考《国家基本公共卫生服务规范（第三版）》，国家对村卫生室及村医的基本公共卫生服务内容及频次要求有文件政策规定，如宣传栏更新、新生儿和产妇的家庭访视、老年人健康管理、重点人群的随访工作等，见表4-3。在实际工作中，村医以村卫生室为单位，依照不低于相应的国家要求服务频次提供服务。

表4-3　国家对基本公共卫生服务内容及频次要求

服务内容		服务频次
健康教育	宣传栏更新	每两个月至少一次
	健康知识讲座	每两个月至少一次
新生儿和孕产妇管理	家庭访视	新生儿和产后访视同时进行，共1次
老年人健康管理	健康体检	每年1次
	中医体质辨识	每年1次
高血压健康管理	随访评估	每年至少4次面对面随访
2型糖尿病患者健康管理	随访评估	每年至少4次面对面随访
严重精神障碍患者健康管理	随访评估	每年至少随访4次
肺结核患者健康管理	随访评估	每月至少一次

　　研究团队结合《国家基本公共卫生服务规范（第三版）》和调研地区的实际数据，对村医的基本公共卫生服务的具体服务量进行整理（表 4-4）。村医队伍所支撑的基本公共卫生服务的数量是巨大的，这些服务也发挥了巨大的社会价值和效应。例如，通过每年 4 次的重点人群随访，发现人群的疾病发展情况，降低慢性病人因健康状况变化而导致住院的情况发生。

表 4-4　2016 年全国和调研地区村卫生室的基本公共卫生服务量情况

服务内容		数量	数据来源
1. 健康宣传与教育	每村卫生室宣传栏个数	1 个	《国家基本公共卫生服务规范（第三版）》
		1.61 个	调研地区实际情况
	健康讲座聘请外人讲解比例	7.47%	调研地区实际情况
2. 老年人管理	全国政策规定健康管理率	65%	2016 年国家基本公共卫生服务项目主要目标任务
	全国实际健康管理率	82%	2017 年《中国健康事业的发展与人权进步》白皮书
3. 高血压管理	全国农村高血压患病人数	71 048 842 人	中国 50 万高血压调查 2017 年数据
	农村高血压患者规范管理率	40%以上	2016 年国家基本公共卫生服务项目主要目标任务
	全国高血压患者健康管理人数	9 023 万人	2017 年《中国健康事业的发展与人权进步》白皮书
4. 糖尿病管理	全国糖尿病健康管理人数	2 781 万人	2017 年《中国健康事业的发展与人权进步》白皮书
	农村糖尿病健康管理人数	11 860 965 人	根据全国糖尿病健康管理人数和乡村人口比重计算得到
5. 重症精神病管理	全国严重精神障碍管理人数	478.9 万人	2017 年《中国健康事业的发展与人权进步》白皮书：540 万患者，管理率为 88.7%
	农村严重精神障碍管理人数	2 042 509 人	根据全国严重精神障碍管理人数和乡村人口比重计算得到
6. 肺结核管理	全国肺结核患者管理人数	75.2 万人	2017 年《我国卫生健康事业发展统计公报》：肺结核人数 835 193 人。国家对基层医疗卫生机构肺结核患者规范管理率要求达到 90%以上
	农村肺结核患者健康管理人数	320 728 人	根据全国肺结核患者管理人数和乡村人口比重计算得到
7. 预防接种	2016 年报告接种疫苗	4.76 亿剂次	《2016 年全国预防接种异常反应监测信息概况》
	2016 年农村接种疫苗	2.03 亿剂次	根据全国数据和乡村人口占比计算得到
	村卫生室预防接种比例	17.49%	《福建省扩大国家免疫规划前后疫苗预防接种服务效果评价》（2014 年）[63]

服务内容		数量	数据来源
8. 0～6 岁儿童管理	2016年7岁以下儿童保健管理率	92.4%	《2017 中国卫生和计划生育统计年鉴》
9. 孕产妇管理	2016 年的孕产妇人数	18 466 561 人	《2017 中国卫生和计划生育统计年鉴》"孕产妇总数"以"活产数"代替计算
	孕产妇系统管理率	91.6%	2017 年《中国健康事业的发展与人权进步》白皮书

2. 样本省份情况

村卫生室和村医承担的基本公共卫生服务的内容在逐年增加。同时随着村医素质的稳步提升、基本公共卫生服务绩效考核制度的完善和培训制度的健全，村级承担的基本公共卫生服务项目较以往更加落到实处，服务效果持续提升，尤其是在高血压和糖尿病的管理方面。从表 4-5 可以看出，从 2017 年到 2019 年，高血压患者和糖尿病患者控制率在逐年提升，高血压和糖尿病患者的家庭医生签约服务也在推进。

表 4-5　2017～2019 年样本省高血压和糖尿病控制率、签约率情况

指标	2017 年	2018 年	2019 年
高血压患者控制率	63.76%	67.11%	72.25%
高血压患者签约率	71.99%	69.39%	73.66%
糖尿病患者控制率	60.58%	63.88%	69.30%
糖尿病患者签约率	74.48%	68.61%	72.98%

二、个体视角下的村医功能发挥

本部分主要以村医为调查对象，对他们的实际工作情况进行个体调查。希望从抽样的角度了解村医的实际工作内容，即是否都能承担基本医疗和基本公共卫生的双重任务。希望通过个体层面的村医调查，去发现存在于村医群体掩盖下的个体问题。

（一）两大功能发挥情况

从调查地区整体来看，村医所从事的专业技术领域主要集中于临床类和公共卫生，与政策中规定的村医主要承担基本医疗和公共卫生职责相吻合。在调研现场，我们发现95.87%的村医承担了提供基本医疗服务的职能，但也有部分村医仅提供基本公共卫生服务，不提供医疗卫生服务。现场中共采集到61名只提供公共卫生服务的村医的基本信息，其中28人拥有乡村医师资格，29人不具备提供基本医疗服务的执业资格。这29人中，护士11人、尚未取得执业资格15人、其他类资格3人。

（二）出诊情况

出诊是村医为解决部分人口由于居住松散、交通不便所带来的就医问题而提供的上门诊疗服务。对于方便村民就医特别是方便行动困难的村民就医具有现实意义。样本地区中甘肃的村医出诊率和日均出诊次数都高于其他省区市，与甘肃当时的地方政策有关。2015年甘肃省《关于进一步加强乡村医生队伍建设的实施方案》规定："鼓励乡村医生提供上门中医诊疗服务并按次收费，原则上每次收费不得高于10元，按新农合政策报销。同时，各地可根据服务半径确定村卫生室出诊费收费标准，超过1公里的，每次收费不高于15元，所收费用由服务对象承担。"在政策引导下，甘肃地区80%左右的村医都提供出诊服务，平均每个村医每天出诊次数为1～3次。四川、江苏、浙江的村医出诊率分别为54%、50%和41%。

尽管接近半数的村医都存在着出诊情况，但村医个体实际发生的日均出诊频次低，因此出诊并不是村医的工作常态。由于出诊中所能携带的医疗设备、药品有限，加上出诊路途中村医可能遭遇的不安全因素等影响，只有在考虑到病人行动不便、夜晚等特殊情况时，村医才选择出诊服务。从日均出诊次数看，集中为≤1次，其中甘肃村医日均出诊次数≤1次占43.61%，2次占26.43%，3次占18.50%。

三、村医功能发挥中存在的问题

（一）部分村医不能同时提供基本医疗和公共卫生服务

1. 一些村医只提供基本医疗服务

政府、卫生行政部门、卫生院乃至村医自身，对于村医这一角色都有着深切的期待，但是由于村级医务人员文化层次相对较低，当地经济发展水平落后，当地政府政策落实不到位，财政补助较少，一些村医只能对一些常见的躯体疾病作简单诊断和处理，其理念比较落后，只停留在传统的医疗与行为上，对与疾病有关的心理问题、家庭问题和社会适应不良等认识不清。[64]一些地方财政补助少，村医缺乏开展公共卫生服务的积极性，从而花费更大的精力在居民的诊疗服务上。

2. 部分地区村医难以提供基本医疗服务

样本地区中部分地区如四川 WC 村医单纯从事基本公共卫生服务，不提供基本医疗服务，不利于农村居民方便快捷地获得所需的卫生服务。究其缘由，主要为以下两点：第一，村医不具备相应执业资格，当地政府规定不鼓励村医开展基本医疗服务，如四川的某县调研发现，在 204 个村医中有 62 人（30.4%）不具备乡村医师资格证，因此不鼓励村医开展基本医疗，规定其提供部分基本公共卫生服务，其他部分由乡镇卫生院承担，村医只是与村民沟通联络；第二，村卫生室有多名村医执业，部分村医专业领域为公共卫生，仅负责公共卫生，如江苏 JR。

在这种村医队伍情况下，村级基本医疗和公共卫生服务的提供难以保障，村医的职责未能充分体现，没有产出最大的健康效果，其配置效率相对较低，农民的健康需求亦不能得到有效满足，从而冲击了村医配置的公平性。

（二）如何保证签约模式下村医提供的服务数量和质量均衡

当前家庭医生签约服务的新型健康管理模式不断深入，签约人数不断增长。签约政策的宣传不到位，村卫生室与乡镇卫生院功能未实现协同，村医的自身素质能力、服务不规范等问题，制约了老百姓签约服务的满足。通过对村医和村民的访谈了解，一些地方的签约服务只是签订协议，有签无约、签而不约的情况比较普遍，甚至一些村民自身都不知与村医进行了签约，签约服务的真正意义还未落实。

随着签约数量的不断增加，要求提供签约服务的村医队伍数量和服务质量也应该随之提升，才能不断满足现实需求，并保证居民的签约服务获得感。但现实是，村医队伍建设的滞后，使我国基层卫生人力资源数量不足、水平较低的问题在签约服务范围扩大中进一步暴露。采取全人群签约服务容易出现签约难度大、服务成本高、健康改善不明显等问题，造成推广困难。综合考虑我国基层医疗服务队伍数量和能力、基层卫生工作人员的工作任务以及百姓需求等情况，我们认为，优先以慢性病等重点人群为签约服务开展对象，在短期将会获得更显著的效果。江苏 DF 在将现有村医队伍数量和老百姓现实需求有效结合的基础上，探索并实践在医疗卫生资源有限的条件下，较快实现重点人群的签约覆盖，提高了慢性病患者管理效率，降低了家庭和医保基金的疾病负担，而县域医院信息系统更是将各种健康管理与服务有机融为一体，对我国各地家庭医生签约服务的推广具有一定的借鉴意义。

（三）正视村医的出诊和上门服务中的安全和保障问题

　　出诊是村医为行动困难的村民提供服务的方式之一，有着实际的患者需求，但不同地区对村医是否出诊以及管理等存在政策差异。从国家大环境看，国家为保证病人的生命安全，维护医护人员的合法权益，应加强出诊管理。出诊服务对象应为年老体弱、卧床不起、行动不便、药物手续齐全、无禁忌证的患者。从村医的具体环境而言，村医在出诊过程中将同时面临个体风险和患者安全风险。前者如出诊途中的交通与安全风险，后者如患者在村卫生室以外的场所接受卫生服务时，因其与医疗机构的路程远、药品和设备短缺等，一旦发生意外，很难及时应对。因此，村医出诊服务中的安全和保障问题也需要引起重视。

（四）现有村医的服务模式难以适应社会变迁带来的健康服务新要求

　　随着社会经济的发展，人口流动化、城镇化趋势更加明显，大量青壮年长期外出，使得我国农村人口逐步由留守人口与外出人口两部分组成，导致我国农村地区空巢家庭逐渐增多，留守的老人和儿童缺乏青壮年家庭成员的照料。原本应由年轻家庭成员承担的一些功能，如将家庭成员送往医疗点就医并进行陪护、照料和护理年老体弱的家庭成员等，被迫从家庭内部转移出来，向家庭外部寻求能够承担相应功能的行为主体，农村留守人口的医疗服务需求发生变化，并对村医的提供方式和提供内容产生了一定影响。但是，当前大多数地区村医队伍的服务模式以"坐等病人上门"为主，服务内容以常见病、多发病等基本医疗为主，其服务能力和技术水平相对滞后于留守人口对就近方便获得慢性病长期管理、慢性病急性发作期治疗和失能护理等医疗服务的强烈需求。在这种情况下，如何实现村医配置的公平与效率，满足社会变迁新要求，仍需我们进一步考虑与论证。

第四节　村医在突发公共卫生事件中的功能发挥

　　芬克将危机生命周期分为四个阶段，分别为征兆期（prodromal）、发作期（breakout or acute）、延续期（chronic）和痊愈期（resolution）。在本节中，将借鉴危机生命周期四阶段模型，从村医角度出发，总结在新冠肺炎疫情发展周期中村医的工作职能和功能发挥状况[65]。

一、村医在危机生命周期四阶段中的作用状态

在疫情周期的各个阶段，村医作为基层健康守护人，为有效地应对危机，从危机征兆期开始一直到痊愈期，都被赋予了一个期望状态。同时，危机四阶段是一个危机由前至后的演变过程，村医在征兆期开始的表现，一定程度上决定着疫情发作期的工作状态与实际作用。

（一）危机征兆期：村医如何做好防疫的充足准备

根据新冠病毒肺炎发展历程，我们将征兆期定义为"仅在湖北省武汉市出现了新冠病毒肺炎的感染者，疫情并没有在全国范围内扩散"。在突发公共卫生疫情的征兆期，如果疫情应对工作充分，可以有效控制疫情或降低疫情防控的难度。此时村医对疫情防控工作需要内外结合。对内指提高村医的防范意识，学习应对突发公共卫生事件的相关知识，如本次传染病的传染途径、防治手段等，以及疫情信息的监测、上报等管理技能，甚至可以通过危机演练等，提升对突发公共卫生事件的应变处理能力。对外村医需要尽早向管辖区域内的居民进行疫情防控的健康教育和宣传工作，提高居民的防范意识。

（二）危机发作期：村医需要发挥网底守护功能

我们将发作期定义为"新冠病毒被证实具有人传人的风险，并在全国范围内出现确诊病例，各地相应启动公共卫生事件的一级响应"。此阶段疫情突然暴发，而且演变迅速。农村作为疫情防控的薄弱环节，工作开展面临很大困难。2020年1月26日，《国家卫生健康委办公厅关于加强基层医疗卫生机构新型冠状病毒感染的肺炎疫情防控工作的通知》（国卫办基层函〔2020〕72号）中指出："各地社区卫生服务中心（站）和乡镇卫生院、村卫生室要充分发挥在新型冠状病毒感染的肺炎疫情防控中的网底作用。"

村医在地方党委政府、卫生健康行政部门的统一领导下，配合村委会做好社区防控工作，及早发现和报告病例，协助管理密切接触者和来自疫情发生地区人员，有效遏制疫情扩散和蔓延。

首先，日常门诊的预检分诊和转诊。村医在地方疾病预防控制机构和乡镇卫生院的指导下，排查村卫生室门诊的发热患者，按照疾病登记的规范要求进行全面完整信息登记，并转诊至设有发热门诊的上级医院。其次，重点人群的健康监

测，协助追踪和管理确诊病例及疑似病例的密切接触者，配合上级疾病预防控制机构规范开展病例流行病学调查，协助落实密切接触者居家医学观察措施，做好健康指导服务。坚持做到早发现、早报告、早隔离、早治疗，为疫情的防控打下坚实的基础。再次，疫情的健康教育和健康宣传。以上门入户或网络形式宣讲疫情防控基本常识、发放宣传资料，及时解答村民的疑惑，疏导村民恐慌心理。最后，村卫生室的感染控制和自我防护。村医负责村卫生室的内部消毒、环境卫生工作，严防基层医护人员感染事件发生；按照医务人员分级防护标准和相关技术规范做好个人防护。

（三）危机延续期：村医仍需坚守防控岗位但需谨防懈怠

在延续期，公共卫生疫情基本上得到有效控制，全国的新增确诊病例不断下降，部分地区已经将公共卫生事件响应等级由一级调整为二级或三级。举国抗疫的曙光初现，农村的疫情防控工作负担减轻，防控的难度也相应降低。此阶段的主要任务是降低应急措施的强度并尽快恢复农村居民的正常生活秩序，虽然疫情已得到初步控制，但没有彻底清除，仍存在被感染的风险。

（四）危机痊愈期：村医应在思想和能力上齐行动

恢复力是系统在遭受扰动后恢复到原有稳定态的速度和能力。恢复力理论认为，灾情过后系统需要通过恢复来达到等于甚至高于原有的水平。在危机痊愈期我国将迎来乡村公共卫生体系建设高峰期，村医在公共卫生体系甚至在整个农村三级健康网络中的地位将再次被提升。村医需要做实做细常规的公共卫生服务，广泛开展健康宣传和健康教育，提升农村居民的健康素养。从思想和能力两方面出击，着力解决村医在乡村公共卫生体系中暴露的问题。

二、提高村医应对突发公共卫生事件的能力

新冠肺炎疫情防控再次证明了村医的基层健康守门人的地位和作用。村医用最简单的防护措施，在艰苦的工作条件下，为控制疫情在农村区域扩散和蔓延起了至关重要的作用。但是村医应对突发公共卫生事件的能力问题也被暴露。农村基层很少进行有关突发事件的应急演练和培训，一旦面对突发危机，难免出现应对不暇的场面。自2003年SARS疫情以来，长期平稳的环境逐渐弱化村医的危机意识。村医尽管承担着应对突发传染病和公共卫生事件的职责，但是在日常工作开展中由于基本医疗和基本公共卫生任务繁重，有关传染病及突发公共卫生事件

防治的健康宣传与教育功能发挥不够，甚至村医自身的突发公共卫生事件应对的技能也存在滞后与不足。提高这支队伍的突发事件应对能力，刻不容缓。

　　因此，需及时组织村医学习相关的法律法规、预案和传染病信息报告与管理规范，提高其公共卫生的法律责任意识，提高突发公共卫生事件的监测报告能力；加强村医全科医学的培养和培训，重点提升其应对传染病等突发公共卫生事件的能力。在村医的培训上按需出发，对课程知识与内容进行更为人性化与科学化的设计。在新鲜血液的培养中，课程设计上多增加一些实践类的课程，使其服务能力与现实情况接轨。

第五章　核心要素：职业资格、数量配置和从业方式

第一节　村医的职业资格准入与改革

职业资格，包括从业资格和执业资格，既包含了从事某一专业的学识、技术和能力的起点标准，又强调对职业准入的限制。在职业资格认证下，职业资格准入对从业人员的质量控制起到了较好的作用。[66]当前的村医队伍以乡村医师资格证书作为职业准入起点，但是未来随着乡村居民的健康需求不断提升，村医队伍的职业资格要求也将逐渐提升。乡村全科执业（助理）医师资格、全科执业（助理）医师资格等将是未来村医队伍的职业准入条件。从职业资格与村医队伍职业化建设的其他要素之间的关系看，职业资格作为核心要素之一，不仅直接影响农村居民所获得的医疗服务质量，更联动着职业保障、职业发展等其他要素的改革。为满足卫生服务公平性要求和合法行医的需要，村医需要适宜的职业准入资格。

一、我国村医职业资格的规定

（一）执业（助理）医师资格和乡村医师资格

目前村医职业资格限定的规范主要依据《中华人民共和国执业医师法》和《乡村医生从业管理条例》。《中华人民共和国执业医师法》第八条规定，国家实行医师资格考试制度。医师资格考试分为执业医师资格考试和执业助理医师资格考试。第十三条规定，国家实行医师执业注册制度。取得医师资格的，可以向所在地县级以上人民政府卫生行政部门申请注册。第十四条规定，未经医师注册取得执业证书，不得从事医师执业活动。

村医属于医师范围，因此需要遵守《中华人民共和国执业医师法》。但由于农村基层的特殊性，以及现有村医队伍的质量与构成，如果严格执行《中华人民共和国执业医师法》的要求，村医队伍中能够满足执业（助理）医师的人数将不足1/4，农村村医队伍将面临人员短缺的困境。因此，根据《中华人民共和国执业医师法》的规定，国家于 2003 年颁布《乡村医生从业管理条例》，适用该条例的人群是"尚未取得执业医师资格或者执业助理医师资格，经注册在村医疗卫生机构

从事预防、保健和一般医疗服务的乡村医生"。第九条规定："国家实行乡村医生执业注册制度"，要求"取得县级以上地方人民政府卫生行政主管部门颁发的乡村医生证书"。同时，第十二条规定："本条例公布之日起进入村医疗卫生机构从事预防、保健和医疗服务的人员，应当具备执业医师资格或者执业助理医师资格。不具备前款规定条件的地区，根据实际需要，可以允许具有中等医学专业学历的人员，或者经培训达到中等医学专业水平的其他人员申请执业注册，进入村医疗卫生机构执业。"同时为区分不同执业资格村医的不同管理，又提出"村医疗卫生机构中的执业医师或者执业助理医师，依照执业医师法的规定管理，不适用本条例"。

2011 年国务院办公厅《关于进一步加强乡村医生队伍建设的指导意见》重新强调村医的资格要求，再次强调新进入村卫生室从事预防、保健和医疗服务的人员，"原则上应当具备执业助理医师及以上资格"，反映出国家对于提高村医资质和能力的导向，但同时也引发了实际工作中的一些问题，导致地方村医的新生力量无法得到补充。其原因是在农村基层，凡具备执业助理医师资格的，大部分都选择县级医院或乡镇卫生院，很少人愿意去村卫生室。

（二）乡村全科执业（助理）医师资格

该资格规定最早见于 2015 年《国务院办公厅关于进一步加强乡村医生队伍建设的实施意见》（国办发〔2015〕13 号）。当时国家为了解决乡村医疗困境，考虑到村医数量太少、乡镇地区医疗状况较差等问题实际，为做好村医队伍建设和全科医生队伍建设的衔接，提出"建立乡村全科执业助理医师制度"，在现行的执业助理医师资格考试中增设乡村全科执业助理医师资格考试。狭义上来讲，乡村全科执业助理医师资格考试以在村卫生室在岗工作、具备乡村医师资格证书，但不具备执业助理医师资格的村医为考核对象[67]。广义上看，该制度包括所有具备报考资格的农村基层医生以及后备人员，同时包括乡镇卫生院的医生。

乡村全科执业助理医师资格考试与国家医师资格考试统一组织，但是单独命题，其命题的内容更贴近农村卫生工作实际。有明确的准入标准和考试大纲，考试内容紧密结合乡镇卫生院和村卫生室的工作实际，主要评价考生是否具备在乡、村从事基本公共卫生服务和基本医疗服务所必须具备的基本知识，以及运用基本知识解决居民健康和疾病等问题的能力。考试形式分实践技能考试和医学综合笔试两部分。实践技能考试合格者方可参加医学综合笔试，医学综合笔试合格者，可获得乡村全科执业助理医师资格。考试合格后，限定在乡镇卫生院或村卫生室执业。

乡村全科执业助理医师资格考试在某种程度上给村医开辟了一条绿色通道，降低了考试难度，扩大了执业权利。因此，乡村全科执业助理医师资格并不是对村医准入资格的降低，而是在现阶段情况下用更适宜的方式选拔农村需要的卫生工作人员，更好地促进村医队伍建设和全科医生队伍建设的衔接。

尽管乡村全科执业助理医师资格考试持续多年，考试通过者也得到了政府的承认，但是在每年发布的《中国卫生健康统计年鉴》中，该资格并未被列入村医职业资格的占比统计。《中国卫生健康统计年鉴》依旧保持了只对村医持有执业（助理）医师资格、乡村医师资格、卫生员情况统计的特征。

二、执业（助理）医师准入资格的地方实践

（一）地方政策的规定要求

国务院办公厅《关于进一步加强乡村医生队伍建设的指导意见》出台后，各地纷纷响应。分析比较各个省区市对村医职业资格准入规定上的不同，可以发现即使在该文件出台后，省级部门对村医职业资格准入制定依旧宽严不一。具体如表5-1所示。

表5-1　村医准入资格政策的省级规定

地区	来源	发文号	规定
浙江	《浙江省进一步加强乡村医生队伍建设实施方案》	浙政办发〔2015〕104号	新进入村卫生室从事预防、保健和医疗服务的人员，应当具备执业医师或执业助理医师资格；实施乡村全科执业助理医师制度，按照国家医师资格考试相关规定，做好乡村全科执业助理医师资格考试工作
湖北	《湖北省进一步加强村卫生室和乡村医生队伍建设实施方案》	鄂政办发〔2015〕90号	新进入村卫生室从事预防、保健和医疗服务的人员，应当具备执业医师或执业助理医师资格；条件不具备的地区，可允许具有中等及以上医学专业学历的人员，经县级卫生计生行政部门考核，取得乡村医生执业证书后进入村卫生室执业
安徽	《安徽省人民政府办公厅关于进一步加强乡村医生队伍建设的实施意见》	皖政办〔2015〕18号	新进入村卫生室从事预防、保健和医疗服务的人员，必须取得执业医师或执业助理医师资格
甘肃	《关于进一步加强乡村医生队伍建设的实施方案》	甘政办发〔2015〕91号	根据国家要求，新进入村医队伍的人员应当具备执业（助理）医师资格或乡村医师资格

续表

地区	来源	发文号	规定
内蒙古	《进一步加强乡村医生队伍建设实施方案》	内政办发〔2015〕114号	新进入村卫生室的医疗、护理、预防、保健等人员，应当具备执业助理医师及以上资格； 由旗县级卫生计生行政部门按照《乡村医生从业管理条例》要求，组织具有中等医学专业学历或者经培训达到中等医学专业学历的人员、蒙医中医一技之长人员参加统一考试，合格者由旗县级卫生计生行政部门发放乡村医生执业证书

第一类是严格执行《关于进一步加强乡村医生队伍建设的指导意见》的规定，要求新进入村卫生室从事预防、保健和医疗服务的人员，必须取得执业医师或执业助理医师资格，如安徽。第二类是结合地方实际，规定应当取得执业医师或执业助理医师资格。第三类是从政策上给予宽口径、低门槛，规定"条件不具备的地区，允许村医执业证书"。另外，浙江是全国较早提出和实践乡村全科执业助理医师制度的省份，走在了村医职业资格准入改革的前列。

地方政府在规定村医的职业资格准入条件的同时，也提出了学历要求，规定哪些学历人群可以申请参加乡村医师资格考试，如湖北、内蒙古等明确要求中等及以上医学专业学历的人员方可申请参加乡村医师资格考试。另外，地方政府在管理时也考虑到中华传统医学的源远流长，对有中医（药）和民族医特长者给予特殊的准入考虑，如云南瑞丽、乌鲁木齐等。

（二）全国村医的职业资格变化与分布

表5-2显示了中国主要年份村卫生室的人员数量和分布情况。2005～2019年，我国村医中的执业（助理）医师资格总量从10.39万人上升到43.55万人，占比从10.19%上升到30.13%，特别是2017年以来，比例增长的幅度加大，显示着村医队伍的执业资格水平在不断提升。

乡村医生及卫生员的人数和占比不断下降，两者总比例从2005年的89.87%下降至2019年的58.27%。同时，村卫生室中的注册护士数量实现从无到有，至2019年占比11.61%，显示出村医队伍的执业资格多样化。

分地区看，东部地区的村医执业资格水平占比明显高于中部和西部地区。在东部地区，上海、浙江、江苏的执业（助理）医师比例居高。中部地区中，湖南的执业（助理）医师比例达37.97%。西部地区中宁夏的执业（助理）医师比例达30.39%，都远高于同地区的其他省区市。在31个省区市中，执业（助理）医师比例最低的是西藏，仅为8.53%，也是唯一的一个执业（助理）医师占比低于10%的地区。

表 5-2　中国主要年份村卫生室人员数统计

项目	人员总数/万人	执业（助理）医师		注册护士		乡村医生数		卫生员	
		人数/万人	比例	人数/万人	比例	人数/万人	比例	人数/万人	比例
2005 年	102.0	10.39	10.19%	—	—	86.42	84.73%	5.24	5.14%
2010 年	129.2	17.33	13.41%	2.73	2.11%	103.18	79.86%	6.00	4.64%
2011 年	135.0	19.33	14.32%	3.05	2.26%	106.05	78.56%	6.59	4.88%
2012 年	137.2	23.28	16.97%	4.43	3.23%	102.29	74.56%	7.16	5.22%
2013 年	145.7	29.13	19.99%	8.49	5.83%	100.45	68.94%	7.66	5.26%
2014 年	146.0	30.43	20.84%	9.79	6.71%	98.57	67.51%	7.25	4.97%
2015 年	144.77	30.99	21.41%	10.63	7.34%	96.25	66.48%	6.90	4.77%
2016 年	143.58	31.98	22.27%	11.57	8.06%	93.29	64.97%	6.74	4.69%
2017 年	145.49	35.17	24.17%	13.46	9.25%	90.10	61.93%	6.76	4.65%
2018 年	144.10	38.14	26.47%	15.26	10.59%	84.54	58.67%	6.17	4.28%
2019 年	144.55	43.55	30.13%	16.78	11.61%	79.21	54.80%	5.02	3.47%
东部	50.41	17.95	35.61%	6.28	12.46%	25.30	50.19%	0.88	1.75%
中部	53.63	16.50	30.77%	6.66	12.42%	28.48	53.10%	2.00	3.73%
西部	40.51	9.10	22.46%	3.83	9.45%	25.44	62.80%	2.14	5.28%

资料来源：历年《中国卫生健康统计年鉴》

注：小计数字的和可能不等于总计数字，是因为有些数据进行过舍入修约

（三）准入资格政策的不适宜性

1. 执业（助理）医师资格——考不上，留不住

21 世纪以来，我国从中央层面出台《2001—2010 年全国乡村医生教育规划》《关于农村卫生改革与发展的指导意见》等一系列政策文件，要求实现大部分村医向执业医师或者执业助理医师转化，然而整体推进缓慢。首先，对于村医而言，让他们考取执业（助理）医师资格的难度大，特别是 55 岁以上村医身体机能及记忆力退化，大多又由赤脚医生转化而来，没有接受过医学专业学历教育，获得执业（助理）医师资格难度极大。其次，村医队伍的学历水平低也是一大阻碍，因为中专以下学历不具备参考资格。此外，执业（助理）医师资格考试方式和内容与农村实际不相符合，考试内容难度较大也是阻碍村医获得执业（助理）医师资格的一大问题。

即使考取了执业（助理）医师资格，由于虹吸效应，加大了村医的流失风险。分析调查地区 2010～2015 年 60 岁以下离岗人员职业资格状况，持有执业（助理）医师资格证书的占 32.65%，流出人员中流向乡镇卫生院等上级医疗机构的占

41.9%，人才虹吸现象突出。同时，拥有执业（助理）医师资格的卫生技术人员大多不愿到村级行医。分析原因，村医身份定位不清问题而导致的待遇问题以及职业发展问题未能解决，岗位吸引力低。在当前体制环境下，乡镇卫生院及以上公立医疗机构工作人员的收入及养老等待遇由国家财政予以保障，而身处卫生服务体系网底的村医未能纳入，本质上依然属于农民身份[5]，只能按照国家相关政策享受一定补助。因此，如果拥有执业（助理）医师资格，谁又能拒绝发展空间更大、岗位待遇更好、身份认同度更高的乡镇及以上医疗机构呢？

2. 乡村医师资格——水平低，难以满足未来需要

《乡村医生从业管理条例》中第十条规定："符合下列条件之一的，可以向县级人民政府卫生行政主管部门申请乡村医生执业注册……（一）已经取得中等以上医学专业学历的；（二）在村医疗卫生机构连续工作 20 年以上的；（三）按照省、自治区、直辖市人民政府卫生行政主管部门制定的培训规划，接受培训取得合格证书的。"不同于执业（助理）医师需要通过统一考试，乡村医师资格证获得难度低且技术含量也不高，因此乡村医师资格往往是低层次技术资格人员的代名词。

在中华人民共和国成立初期卫生资源有限的情况下，村医确实可以提供初级卫生服务。然而随着人民群众健康需求的提高，基本卫生服务也需要进步，村医队伍的素质和层次也必须随之提升[68]。对未来村卫生室从业人员而言，他们不仅是提供简单低水平的医疗卫生服务的主力军，更是预防和临床治疗的主要力量。他们融合公共卫生和医疗服务，整合效益，体现出首诊、综合性和长期连续性的服务价值取向。他们协同各级医疗机构、综合医院和专科服务，沟通社会服务网络，提供综合性服务，因此如果未来一直维持村医队伍的乡村医师资格，则很难担负实现健康网底功能的重任。

三、乡村全科执业（助理）医师的实践

2016 年 3 月国家卫生和计划生育委员会医师资格考试委员会颁布《乡村全科执业助理医师基本标准（试行）》，提出乡村全科执业助理医师的基本素质、基础理论、基本知识、基本技能的四个方面要求。国家卫生和计划生育委员会医师资格考试委员会最早于 2016 年在全国 9 个省区市组织实施了乡村全科执业助理医师资格试点考试工作，到 2018 年在全国推开。

2016～2018 年，共准入 82 877 人。通过考试的人数逐年上升，由 7000 多人上升到 5 万多人。2019 年初我国共有 3.16 万个乡镇，5.77 亿农村人口，3 年来通过的乡村全科执业助理医师资格考试的人数相当于为每个乡镇准入了职业助理医师 2.62 人，为每千农村人口准入执业助理医师 0.14 人[69]。由于该资格考试紧密

结合了村医的岗位需求，密切融合了农村医学和中医学中等职业等教育内容，因此促进了乡村基层医师队伍的建设。

考试也折射出一些区域和人群特征。从区域上看，东部地区考生人数占了半数及以上，而且东部地区的考生平均成绩和通过率均高于西部地区，说明我国东西部地区的医疗卫生人员的知识和能力水平仍存在一定的差异[70]。中专学历的村医表现出极高的准入欲望与实际行动，说明该资格考试确实适应村医队伍的现实需求，引导了农村基层人员提升职业资格和能力的决心。

四、我国村医队伍的职业资格改革思考

（一）乡村全科执业助理医师是村医队伍职业化准入资格的过渡

从长远看，随着我国农村基层卫生队伍的逐渐增强，新进入村卫生室从事预防、保健和医疗服务的人员还是要执行具备执业助理医师及以上资格的规定。但考虑到实际情况，可先以乡村全科执业（助理）医师作为村医的职业资格准入要求，而后逐步发展为执业（助理）医师。结合农村基层卫生服务需求特征，全科执业（助理）医师更加符合基层需求。

当前我国政府倡导全科医学模式，强调全科医生在基层医疗卫生服务中发挥的作用。全科医生相对于专科医生而言，是提供全科医疗卫生服务的医生，在生物—心理—社会医学模式下运用全科思维，突出了医疗技术的全科特征。村医需要具有全科思维，从生理、心理、社会角度为居民提供健康服务，在为居民提供服务时，不仅要按照质量要求提供服务，而且要像对待家人似的去主动、长期关注居民的健康问题。因此，全科执业（助理）医师是未来村医队伍职业准入资格的方向。

（二）职业准入资格体现乡村一体化管理的要求

国家倡导乡村卫生服务实行一体化管理，未来县乡村一体化管理趋势已经显现，村医纳入卫生院管理将成为村医管理方式的主要方式之一。而如果要作为卫生院的职工进行管理，对村医的能力要求必将提高，乡村医师资格证书将不再满足需求，而是需要根据个体能力与特征，逐步提高全科医师的职业资格。同时，乡村医师纳入乡卫生院管理，意味着他们将真正转变村医的身份，享受卫生院职工包括工资福利、社会保障等方面的同等待遇，目前村医准入门槛低将会是乡村两级实质性一体化管理中的阻力之一，适宜的准入标准对未来村医管理有重要意义。

（三）有效促进村医职业资格的改革

1. 法律法规的改革

《中华人民共和国执业医师法》是我国医师队伍的职业准入总依据。《中华人民共和国执业医师法》需要与乡村全科执业助理医师资格做好协调和衔接，如在《中华人民共和国执业医师法》中增加适用于取得乡村全科执业助理医师资格的附则，对资格的报名、执业场所、执业内容范围等予以规定，做好法律认可。

2. 开展执业资格考试的相应培训

尽管乡村全科执业助理医师资格考试适当降低了考试的难度，内容也更贴近农村卫生工作实际，但村医学历普遍较低，医学理论知识匮乏，临床专业实践技能水平不高，通过乡村全科执业助理医师的资格考试，还是需要能力基础和培训。考虑到村卫生室执业人员少、村医培训难以脱身的实际情况，可以采取分批培训方式，多途径增加培训方式和培训针对性，以提高他们通过考试的概率。

3. 根据村医的年龄情况采取激励性或强制性措施

提升村医的执业能力是社会所趋、群众所需。考虑到当前我国村医队伍的年龄、学历等构成情况，相关部门可根据村医的具体情况，设定通过考试的不同年限要求。对于年老的村医，可允许其继续保持现有资格行医，但对于年轻的特别是45岁以下的村医，需要规定其通过资格考试的年限。如果在规定年限内尚未取得乡村全科执业（助理）医师资格的村医，可采取不予注册方式予以淘汰，对提前获得资格的村医采取经济奖励。

4. 重视农村订单，培养医学生的全科医学教育

订单定向医学生是未来村医队伍重要的人力资源补充，对于这部分人员，在订单培养过程中需要凸显全科医学的学习，为其走上岗位后考取全科医师资格证书奠定理论基础。加强他们对村卫生室工作的了解与技能掌握、加强与农村居民沟通的技能学习与训练，以实现确定建立面向农村需要的医学教育体系之目标。

当前在订单医学上的培养中，卫生部门主要履行的是管理责任，学生的教育规划、课程设置、学习方式等一半都由学校负责。但学校缺乏对农村基层卫生工作的了解和需求把握，因此建议卫生行政部门与教育部门合作，研究建立面向农村、面向基层的中国全科医学教育体系。现今过渡阶段可以采取增设初级卫生保

健等全科医学课程，由全科医生负责教学，并在城市社区以及农村地区开展短期全科医学实践等措施。

逐步建立起村医执业（助理）医师制度后，应当建立起系统的全科医学教育体系，包括全科医学学科教育、毕业后教育和继续教育三个阶段[71]。其中，全科医学学科教育重点在学习全科医学知识，加强基础医学与临床医学课程整合，以及理论与实践的结合，安排学生参与社区全科医学实践，同时重视学生的表达和沟通能力的培养，毕业后教育以全科医师规范化培训为重点。

第二节　村医的岗位胜任力

职业准入资格是对村医职业准入的硬性规定，但具备了执业资格，并不等同于他们就拥有了履行岗位职责的胜任力。因为在现实行医过程中，除了技术和知识的要求外，村医提供服务的过程还集合了管理能力、认知能力和个人效能等多方面的要求。另外，村医的非技术能力如何，也直接影响着村医的工作质量和效能。

一、村医岗位胜任力的提出

1973 年哈佛大学教授戴维·麦克利兰在《测量胜任力而非智力》中提出"胜任力"的概念，认为它是驱动员工产生优秀工作绩效、使之胜任某项工作的个性特征的集合。麦克利兰认为，一个人在工作上能否取得好的成就，除了需要工作所必需的知识、技能外，更重要的则取决于其人格特质、动机及价值观等。基于此，他提出了胜任力词典（competency dictionary），以 6 个一级基本素质族和 21 个二级指标构建了个体的岗位胜任力特征框架。

村医的岗位能力也应该是全方面、多维度的，既需要具备基本医疗服务能力和公共卫生服务能力，又要有履行家庭签约医生角色的能力。同时除了技术能力，也应具备一定的非技术能力，如沟通能力、心理咨询、对居民健康行为的影响力等。因此，我们依据麦克利兰的胜任力词典，结合村医的实际，从一级指标和二级指标出发，提出村医的岗位胜任力要求[72]，构建理论模型。

（一）一级指标的构建

麦克利兰胜任力词典划分了 6 个基本的素质族，分别是目标与行动族、帮助与服务族、影响力族、管理族、认知族、自我概念族。而这 6 个指标均为村医所必需的胜任力，为了便于理解，我们按照中文的语言习惯和村医的工作特征，对部分指标进行了语言转化（表 5-3）。

表 5-3　一级指标建立详情

指标名称	修改方式	原因
1 目标与行动	修改为"成就"	整合"目标与行动"两个词汇的综合含义，突出农村医生的成就导向
2 帮助与服务	修改为"服务"	村医为居民服务，服务的过程涵盖帮助的行为
3 影响力	修改为"影响"	村医对居民有一定的专业影响，具体表现为影响居民的健康意识与健康行为
4 管理	保留不变	需要与家庭医生团队中的其他成员良好协作，并做好对新入职医生的传帮带
5 认知	保留不变	需要有对工作的正确认知、具备基本的医疗服务与公共卫生服务的相关知识，以满足居民健康需求
6 自我概念	修改为"个人效能"	自我概念不易被理解，因此修改为个人效能，突出村医的个性与心理等岗位特征

（二）二级指标的构建

由于词典的 21 项二级指标过于广泛，不能够精确地描述村医的岗位胜任力。我们在参考国内外文献的基础上，对岗位胜任力二级指标进行整理、归纳、添加或删除，见表 5-4。最后修订方式为：11 项指标保留不变，对 4 项指标进行修改，对 4 项指标予以合并，对 2 项指标予以删除。其中 11 项保留的指标分别为：成就导向、主动性、信息搜集、人际理解力、影响力、组织认知、关系的建立、培养他人、自我控制、弹性、组织承诺。

表 5-4　二级指标详情

处理方式	原指标名称	现指标名称	原因
修改（4 项）	1. 关注程序	质量与规范	要注重医疗程序的正当性，关注医疗质量与医疗行为的规范
	2. 客户服务	居民服务导向	服务的对象是农村居民
	3. 监控能力	职位权力运用	作为医疗服务者，很少采用监控的方式，此处理解为"对职位权力的行使运用"
	4. 专业知识与技能	知识与运用	除了掌握专业医学知识外，还应在工作中熟练运用，积极实践

续表

处理方式	原指标名称	现指标名称	原因
合并（4项）	1. 团队合作 2. 团队领导	团队领导与合作	在家庭医生团队中，团队合作与团队领导能力常常相辅相成
	3. 演绎思维 4. 归纳思维	思维	较少区分运用逻辑思维与归纳思考，更多运用全科思维、批判性思维等
删除（2项）	1. 自信		该指标在"自我控制"指标中已有反映
	2. 其他个人特色与能力		我们着重突出村医的主要素质和能力，暂时不要求其他的个人特色与能力

二、构建村医岗位胜任力的理论模型

胜任力模型是指担任某一特定职位角色所需具备的一系列胜任力的总和，是一种包含多种胜任力特征的结构模型[73]。基于以上理论分析，我们构建了村医岗位胜任力模型，见图 5-1。模型共包括 6 个一级维度指标：成就、管理、服务、认知、影响、个人效能，以及 17 个二级维度指标。各指标之间存在互为前提、相互支撑的内在联系。一种行为及结果产生的影响，往往是几个指标综合作用的结果。

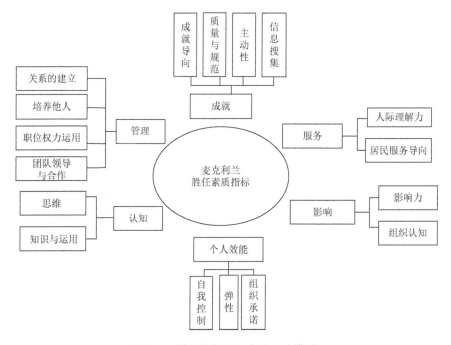

图 5-1　村医岗位胜任力的理论模型

（一）维度一：成就

成就反映的是一个人对设立目标和采取行动实现目标的取向，这是农村家庭医生提供服务的前进方向。

（1）成就导向。评价农村家庭签约医生工作是否做好的标准是是否发挥了居民和家庭健康守门人的作用，是否保证了医患关系的连续性、首诊制优化卫生资源的分配和是否抑制了医疗费用过快增长[74]。

（2）质量与规范。质量与规范又称重视明确、降低不确定性、持续追踪、规范流程。家庭医生需要规范诊疗和转诊流程、提供一定质量的基本医疗与基本公共卫生服务。具体而言，如合理使用抗生素、合理收费、降低单张处方的费用；提高家庭医生签约率和履约情况，改变"只签不约"的问题[75]。可以考虑针对不同的服务提供相应的标准化执行流程，贯彻"评估签约对象—制订履约计划—根据计划开展服务—履约的评估管理"的流程。

（3）主动性。主动性要求农村家庭医生持续学习、更新知识与技能，并把握好政策要求与规范。

（4）信息搜集。信息搜集即主动进行资讯的搜集，如居民的健康信息，社区居民的健康需求与最新的政策制度等，不断提高搜集、利用和管理居民健康信息、健康档案等各项信息资源的能力。

（二）维度二：服务

服务主要体现在愿意满足别人的需要，为他人提供协助，这是农村家庭医生提供服务的出发点与落脚点。

（1）人际理解力。人际理解力也称同理心、人际沟通和洞悉他人感觉。作为村民熟悉和信赖的群体，村医需要洞察村民不配合、不依从背后的原因。在就诊时，还需掌握基本的人际沟通能力，准确理解患者的要求，与患者顺利沟通，让患者清楚地理解用药方案。

（2）居民服务导向。居民服务导向即以居民需求为焦点，与居民建立良好关系，提供帮助与服务，满足居民的需要。让患者、家庭及社区共同参与到诊疗中，根据不同居民的需要和偏好提供服务，使他们既是受益者，也是参与者[76]。根据居民个人和家庭情况，提供个性化签约服务。例如，对慢性病患者定期随访，提供慢性病管理服务；对出行不便的患者提供家庭病床、上门服务；对留守儿童与老人提供心理安慰等服务。

（三）维度三：影响

影响表明了一种影响他人的思想、情感或行为的倾向，这是农村家庭签约医生增强服务效果的外在支持。

（1）影响力。影响力即劝说、说服或感动他人的能力，以获得他人的支持、对他人产生特定影响。家庭医生要成为居民健康的意见领袖，对居民进行健康教育，提高居民健康素养，教育并支持他们自我检测、自我管理。对抽烟酗酒等不良生活习惯予以干预和引导；定期通过讲座、宣传单、电视等多种方式开展健康教育；发挥个人影响力，提升居民对健康的重视程度。

（2）组织认知。村医对国家医疗卫生体系有一定的认知，理解并认可相关政策文件，如关于乡村两级医疗机构对居民的重要程度的认识、对乡村一体化管理的态度等。

（四）维度四：管理

管理反映的是影响并启发他人，达到不同效果的意图或目标的特征，这是农村家庭医生优化服务的必要条件。

（1）培养他人。培养他人体现在给他人提供教导、训练与支援，使他人能够成长和发展。农村青年医生需要相应的指导与帮助[77]，通过对实习医生提供支持与培养，带领、传授、帮助他们开展工作，培养合格的村医队伍的接班人。

（2）职位权力运用。指积极运用权力，主导提升标准，维持秩序。村医应合理行使自身权力、合理规划时间、争取自身正当权益。根据患者或居民的具体情况，区别诊疗服务的方式。对患者不合理的开药、住院或转诊的要求予以拒绝。遇到工作问题，可以要求上级医院和有关机构配合自己的合理工作诉求。

（3）关系的建立。关系的建立要求村医与工作相关的人建立或维持友善、良好的联系网络。在转诊服务中，由于转诊流程和标准不明确、医联体内上级医院缺少真实协作意愿，基层医疗卫生机构转诊服务的开展受到了双重制约[78]。村医作为上级医疗机构与村民的桥梁、上下转诊的枢纽，需要与村民、与家庭医生团队成员和县乡两级医疗机构保持良好关系，获得上级医疗机构的支持，拥有长期和畅通的转诊医生和渠道。

（4）团队领导与合作。团队领导与合作即与他人通力合作，以团队形式解决问题或完成计划。村医在团队中更多充当执行者而不是领导者的角色。但是他们长期生活在本地，熟悉当地情况，能直接了解居民的需求，帮助上级医院了解当地情况，在团队中应该充当领导者的角色，通过与其他成员的相互合作，发挥村卫生室在农村三级卫生服务网中的基础作用。

（五）维度五：认知

认知能力是帮助一个人了解和认识外界事物的基本条件，是村医提供服务的基本要求。

（1）思维。思维即着重强调全科思维、循证医学思维和批判性思维。全科思维强调将工作重心从"以疾病为导向"转为"以人为导向"。循证医学思维是指慎重和准确地应用当前获得的最佳研究证据、结合临床医生的个人专业技能、考虑病人的价值和愿望，综合三者制订治疗方案[79]。批判性思维是指评估、比较、分析、辨别和综合信息的能力。

（2）知识与运用。知识与运用主要体现在医疗技术知识（如基本临床医学理论知识、全科医学基本理论知识、中医相关基础知识、临床合理用药知识），非医疗技术知识（如计算机知识、相关社区专业知识、伦理学知识、医事法学知识），专业技巧（如病案文书的规范书写技巧、常规诊疗操作技术、病史采集技巧），专业能力（如基本急救能力、慢性疾病管理能力、传染病报道和随访处理能力、医学经济决策能力、领导社区健康能力、健康管理能力、职业安全管理能力、全科医疗临床实践能力、重点和特殊人群保健与跟踪服务能力）等方面。

（六）维度六：个人效能

个人效能表明的是一个人的基本特征，指在遇到紧急事件时，排解压力、解决困难等一系列行为的有效性，这是村医提供服务的内在支撑。

（1）自我控制。自我控制反映人在遭受诱惑、阻力、敌意、压力时，保持冷静、抑制负面情绪和行动的能力。面对高强度的医学工作，村医需要具备良好的心理适应能力；能合理控制自身情绪，减少与居民的矛盾冲突；面对质疑时，能以清晰、自信的方式表达自己的立场。同时，可以抵御不适当行为的诱惑，能为错误、失败或缺点承担个人责任。

（2）弹性。弹性即在情况有所变化时，根据实际情况改变做事的方式。村医需要根据不同季节、疾病的流行特征、居民需求的特殊性，弹性安排工作方式和时间，寻找合适的上门随访时间，及时适当调整服务工作模式，促进服务方式多元化。

（3）组织承诺。组织承诺体现在一个人愿意将个人行为与组织目标相统一，并在行动上符合组织需求，协助组织达成目标。村医存在自我认同感低，对自身工作认可度不高的问题。这不利于岗位稳定和提升工作积极性。因此要增强他们的岗位认同感，发挥主观能动性，培育爱岗敬业、救死扶伤的职业精神，使其拥有良好的道德品质。

三、与国际指标的比较

国外也有对全科医生、家庭医生的岗位胜任力的指标要求。世界家庭医生组织提出的家庭医生六大胜任力为基层保健管理、社区导向、特殊问题解决能力、综合方案、以人为中心、全人模式[80]。加拿大 CanMEDS-FM（Canadian Medical Education Directives for Specialists-Family Medicine）提出家庭医生的七个角色：医学专家、沟通者、合作者、管理者、健康促进者、学者、专业人士[81]。在对国际指标进行本土化解读的基础上，本书建立的理论模型有以下差异。

一是应用场景不同，突出了我国农村的地域特征与实际需求。村卫生人力资源不足；村卫生室服务半径大；外出务工人员多，服务对象主要是老妇幼；居民健康素养与依从性较低；农村特定的作息时间；村医与居民的熟人关系等都对村医岗位胜任力提出不同的要求。

二是强调个人效能，强调村医的组织承诺与岗位稳定性，这与我国村医待遇低、人才流失严重的情况有关。

三是丰富了村医的其他角色，包括：①决策者，从经济、医疗资源、道德与患者等多方面综合选择治疗方案；②领导者，在家庭医生团队中作为领导者，推动团队分工合作；③居民健康的意见领袖，获得居民信任并发挥自身影响力、引导居民进行自我健康管理；④信息管理者，掌握居民健康状况及健康需求，依托信息数据提供服务；⑤上下级枢纽，承担上下转诊、落实上级政策、传达基层民声的重任；⑥主动服务实践者，主动并弹性地提供服务。

第三节　村医的数量配置与改革

伴随农村经济体制改革和新医改工作的深入推进，为确保农村医疗卫生服务"网底"不破，保障广大农村居民基本医疗和公共卫生服务的公平性、可及性，国家出台《关于进一步加强乡村医生队伍建设的指导意见》《村卫生室管理办法（试行）》等政策文件，提出要实现村卫生室和乡村医生全覆盖，并要求原则上每个行政村设置1所村卫生室、每所村卫生室至少有1名村医执业以及原则上每千人应有1名村医。地方卫生行政部门也积极采取多项措施，期望实现村级卫生人力的合理配置，但通过实地调查发现，我国乡村医师配置中的公平和效率原则受到挑战。

一、村医优化配置的首要原则：公平优先、兼顾效率

村医合理配置的基本出发点是合理地满足农村居民卫生服务需求和需要，为农村居民建立一个提供公平、有效、可及、质优、价廉、安全的医疗卫生服务的强大供给方[82]。其中，配置的公平与效率应是首要考虑的因素。

村医的配置公平可体现在以下两个方面：一是满足需要，即有相同卫生服务需要的人能得到相同的卫生服务；二是满足可及性，即农村居民有相同的条件和机会从村医获得健康服务[83]。而配置效率则指村医在村级医疗卫生机构之间的合理配置，从而在一定的经济资源和技术资源条件下取得最大的健康产出[84]，即依据需要和需求配置的村医数与农村居民卫生服务利用量相适宜时，其配置是有效的。

鉴于我国医疗卫生事业的公益性和福利性，研究者认为公平优先、兼顾效率应是村医配置的首要原则，当配置的公平与效率发生矛盾时，应当优先保障公平。以一个人口不足百人的偏远山区小村落为例，当在这个村设置村卫生室并配置村医时，由于该村域卫生服务需求量低，从卫生经济学的角度来讲是缺乏效率的，但是如果不配置村医，尽管保障了基层卫生服务配置效率，但不公平[85]。权衡两者，笔者认为村医作为人群生命健康的守护者，保障人人享有卫生保健的基本权益，其配置不应以牺牲公平去换取效率，而应当首先保障全人群获得卫生保健的公平可及性，即公平优先、兼顾效率。

二、村医数量配置的现状与问题发现

（一）村医配置的实践

1. 村卫生室的配置

村医配置与村卫生室的配置密切相关。当前全国村卫生室的配置从总体上分为两大类。一类是按照行政村，实行"一村一室"配置；另一类综合考虑辖区服务人口、农民需求、服务半径、地理交通等因素，进行合理配置。具体分为：第一，对于交通便利，服务人口较少的行政村联合设置村卫生室；第二，对服务人口较多的行政村酌情增设村卫生室；第三，对居住分散且交通不便的地方，采取不同的服务模式。例如，浙江省采取卫生院作为巡回医疗点的形式，由乡镇卫生院负责提供服务；四川省采取乡镇卫生院联络员的方式。

以行政村划为基础的"一村一室"的配置标准，是国家和政府基于21世纪初期农村环境和人民健康需求而出台的政策，用以保证村级卫生服务的有效性和可

及性的指导要求。综合各省区市来看，大部分地区均遵循"一村一室"的指导原则，个别地区存在差异。在东部地区如江苏省，每3000～5000人设置一个村卫生室，每个卫生室配备3～5名村医。

2. 乡村医师的配置

《国务院办公厅关于进一步加强乡村医生队伍建设的实施意见》中规定，综合考虑辖区服务人口、服务现状和预期需求以及地理条件等因素，合理配置乡村医生，原则上按照每千服务人口不少于1名的标准配备乡村医生。我国村医配置主要有以下三种模式。①按照行政村进行配置，如浙江按照"一村一室"及"20分钟服务圈"要求配置村医；天津按照"1个行政村设置1所村卫生站＋步行不超过15分钟（服务半径不超过1.5公里）"要求配置村医。②按照服务人口配置，如按照每千服务人口配备1名、1～1.2名或者1～1.5名村医要求进行配置。③按照服务人口和服务距离综合配置，即在服务人口配置的基础上，综合考虑服务半径和服务时间来配置村医，增加乡村医师的人数，以满足群众的卫生服务需求，如湖北每个行政村原则上设置1名村医，同时要求2500人以上的村设置1～2个村卫生室，并构建20分钟服务圈。

3. 调查地区村医队伍的总量变化特征

从抽样地区省级调查结果来看，东部地区乡村医师的总量减少，一个原因是尽管村医队伍职业收入优于中西部地区，但东部地区村医岗位收入与当地其他职业收入相比较低，岗位吸引力不够。另一个原因是东部地区养老保障政策带动了到龄村医的退出，尽管定向培养为村医队伍输送了部分人才，但人才数量依旧处于逆差。

在西部地区，老龄村医一直等待国家出台村医养老政策，不愿退出，加上村医收入在当地收入中处于中上水平，岗位具备一定吸引力，人才流出也较少。在这种有进无出的情况下，西部地区村医队伍呈现增长趋势。

（二）当前村医配置中存在的问题

村医配置的基本出发点是满足农村居民卫生服务需求和需要。从全国来看，尽管多数村落已经达到"每千服务人口配置1名村医"的国家标准，但这种"一村一室一名村医"的配置方式隐藏着违背配置公平和效率原则的问题。该问题主要源于村落的差异，我国地域广阔，各村落的地理位置及特征均不同，村卫生室服务半径不一，服务人口总量、人口结构和卫生服务需求不同等都影响着乡村医师数量配置的公平与效率问题。"一村一室"的配置方式下，部分人口稀少的村落，乡村医师的日均诊疗人次尚不足 10 人，出现严重的低效率现象。如果村医配置方式不能适应未来社会经济发展、人口流动等社会变迁，不能调整村医的能力与服务内容，也将加重配置公平性与配置效率的问题。

1. 以人口数作为村医配置标准无法反映实际卫生服务需求

在"每千人口"的配置要求中，人口数是乡村医师配置的主要依据。尽管当前我国的乡村医师配置已经满足"平均每千农业人口不低于 1 人"的配置标准，但考虑到不同地区的人口流动特征等，该配置标准中隐含问题。

我国不同地区的人口外流现象表现不同。其中，中西部地区的农村人口以外出务工为主，老人和孩子留守。如果村医配置要求中的人口数指代不同，那么村落总人口数会产生较大变化。具体表现为流动人口、户籍人口与常住人口的数量不同。例如，表 5-5 中的 KQ 区，户籍人口和常住人口的差异达到 2331 人。很显然，以户籍人口数还是常住人口数作为每千人口乡村医师配置标准，在现实中会产生不一样的结果。另外，东部地区人口流入较多，加上乡镇企业等经济体活跃，部分人口直接流入村落，产生卫生服务需求。因此，对流动人口的不同考虑，也影响着村医的数量配置。

表 5-5　抽样地区户籍人口与常住人口比较

地区	村户籍人口/人			村常住人口/人			户籍人口减常住人口/人
	最小值	最大值	均值	最小值	最大值	均值	
HN	1 140	7 000	2 670	490	8 000	2 196	474
TL	1 278	6 050	2 975	380	4 650	2 393	582
JS	125	4 208	1 307	35	4 160	1 076	231
MC	430	3 600	1 686	300	3 540	1 323	363
KQ	540	4 270	2 153	540	16 587	4 484	−2 331
TX	535	14 347	3 919	1 162	19 658	4 384	−465
JR	1 222	8 590	3 045	1 000	8 390	2 397	648
SY	1 948	9 687	3 570	1 150	10 906	3 054	516
DX	116	6 863	1 561	119	6 750	1 405	156
LX	520	6 249	1 900	150	6 000	1 808	92
WC	146	795	442	90	758	349	93
HS	23	1 034	376	20	1 034	358	18

2. 服务对象和服务半径对村医工作时间产生影响

第一，服务对象老龄化的影响。老人是村卫生室医疗服务利用的主要群体，也是基本公共卫生服务的重点人群。农村人口老龄化进程中伴随着高血压、糖尿病等慢性病加重的趋势，加上老年人健康管理、体检等基本公共卫生服务内容，村医的工作量增大，工作时间增长。此外，服务对象老龄化和农村留守状态影响着乡村医师工作的时间成本与时间投入，主要源自老龄人的病情沟通、信息传达、健康管理和咨询中的缓慢节奏及重复性特征，同时老龄人的健康信息传达无法很好地利用信息网络手段。此外，老龄村民健康素养和健康意识较低，理解能力也较弱，因此需要村医投入更多的时间以保证服务顺利开展和保障村民健康[86]。在此情况下，乡村医师的数量配置就需要结合实际情况做出调整。

第二，服务半径等的影响。由于不同地区的地理差异不同，村医实际卫生服务半径差异大，村医完成工作花费的时间成本差异大。因此每千农业人口村级卫生人员数并不应成为人力资源配置合理性的主要标准，而应该结合人口数、地理条件、服务需求等要素。这也是国务院办公厅在《关于进一步加强乡村医生队伍建设的实施意见》中提出"各地要综合考虑辖区服务人口、服务现状和预期需求以及地理条件等因素，合理配置乡村医生"的重要原因。

3. 联合村卫生室不能完全满足村民的卫生服务需求

尽管我国通过政策正在努力打造"一村一室一村医"的村级卫生服务格局。但是国家统计局数据显示，2019 年底仍然有 5.2% 的行政村没有设置村卫生室。部分源于我国目前的政策规定，原则上乡镇卫生院所在地的行政村不设村卫生室。

但是，也有一些村落虽然不是乡镇卫生院所在地的行政村，但是由于人员补充、合并村等各种原因，也没有设置村卫生室，而是采用联合村设置村卫生室的方式。具体做法是：将交通便利、常住人口少的行政村与邻近村合并设置村卫生室，既满足农村居民基本医疗卫生服务需求，同时保证村卫生室人员收入待遇。在实地调查中发现，联合村卫生室并不能完全解决居民的就医需求问题，尤其是偏远、交通不便地区，距离较远的农村居民仍然需要走几公里到邻近村的村卫生室或更远的乡镇卫生院就医。对于年龄较大、行动不便的老年人而言，就医不便。

4. 单独依靠市场机制或政府机制配置村医，难以达到最大的健康产出效果

村医配置是关系到农村医疗卫生资源优化配置的重点工作内容之一。对于如何解释当前我国村级卫生人力资源配置遇到的问题，目前学术界观点不一。除普遍存在的农村基层环境和吸引力的影响外，也有学者从村卫生室和村医配置的政府和市场双重作用角度进行探讨[87]。实际上，村医的配置受到政府与市场的双重作用，并不能简单地依靠政府机制或市场机制来配置村医。

村级卫生服务是具有公益性的事业，当前国家主要采取政府配置的方式，通过县乡村管理体系、"县聘乡管村用"或者"乡聘村用"的方式，进行村医的选拔和管理。然而在一些人口少的村落、偏远山区等，政府配置方式可能会面临服务效率低的问题。因此，有人提出实行市场化的村级卫生服务配置方式以作为补充。但此时就必须考虑到，在市场化机制下，村卫生室需要足够的收入来维持生存。与人口集中的村落相比，偏远村落的农户无论是人口还是居住都更加分散，受到利益生存的驱动，服务过程通常会产生高额费用，背离村级卫生服务的公益性。因此，在纯市场化的自然逻辑下，看病难、看病贵的问题便不可避免。[88]因此，政府机制与市场机制应当协调以提高村医配置效率，实现最大的健康产出，并保障居民利益。

三、村医队伍数量配置的改革

（一）数量配置的总体思路

2010年，卫生部、财政部印发《关于加强乡村医生队伍建设的意见》，要求"综合考虑辖区服务人口、农村居民医疗卫生服务现状和需求以及地理条件等因素，本着方便群众和优化卫生资源配置的原则，合理制定乡村医生配置规划"。基于此，我们提出以居民卫生服务需求为导向，以村医职能为基础，综合纳入内外影响因素考量，以确定村级卫生人力配置的思路[89]。

1. 以卫生服务需求为导向

卫生服务需求具体包括：①医疗服务需求，如门急诊服务、转诊及出诊服务；②公共卫生服务需求，如重点人群健康管理、健康档案管理、健康教育等；③签约服务需求；④心理疏导、沟通等非医疗技术性服务需求；⑤医养结合需求。

以村民的中医药服务需求为例。中医药服务在常见病、多发病和慢性病防治中发挥着独特作用，但调研组发现中医药服务并未很好地开展。根据调研地区实际情况，目前基本公共卫生服务规范中要求对0～3岁儿童进行中医药管理，但村医并未开展或很少开展。老年人中医药体质辨识时，村医要根据33项问题对老年人的体质进行判断，村医表示不知从何下手，该工作难度很大。同时，开展中医药适宜技术的村医并不多，一方面是其执业资格为西医类别，另一方面是其并未接受过中医学概要、针灸推拿和中药方剂涉及的常见病、多发病的辨证施治，以及中成药药性及作用等方面的培训。

此外，村民的心理咨询需求对村医的心理能力提出要求。随着社会发展，老百姓对心理问题不再闭口不谈或埋入心底，而是趋向于慢慢主动寻求帮助。对农村居民来说，村医是健康万事通，因此他们面临心理需求时，经常首先想到向村医咨询。村医反映由于自身水平有限，面对村民心理咨询等问题时往往束手无策。因此，可考虑对村医进行专门的心理健康培训，以便更好地满足实际工作的需要。

2. 遵循公平和效率原则

公平原则：一要满足需要，即有相同卫生服务需要的人能得到相同的卫生服务；二要满足可及性，即农村居民有相同的条件和机会从村级卫生人力获得健康服务。

效率原则：村级卫生人力在村级医疗卫生机构合理配置，在一定的经济资源和技术资源条件下取得最大的健康产出。

3. 以村医功能为基础

在国家相关政策对村医功能界定的基础上，依据国家和地方政策中对村卫生室和村级卫生人力的工作内容、职能定位、工作频次、签约服务等政策规定，进行村医队伍的合理配置。

4. 关注村医的工作属性

村医的健康服务并不是简单的诊疗活动，医生与村民的关系并不完全围绕诊疗活动，而是集诊疗、健康教育、人文关怀、意见领袖于一体。其服务内容可以划分为技术性健康服务和非技术性健康服务。前者包括医学服务（基本医疗、基本公共卫生服务、实验室检查及操作等服务）、健康管理与促进服务和信息管理服务；后者包括人文执业能力（与村民的沟通和人文关怀等）、团队合作服务等。在实际工作中，非技术性健康服务所占用的工作时间尽管无法计算，但是所产生的社会价值和效应却是不可忽视的。因此，在提高村医工作效率的前提下，村医配置要合理处理好技术服务和非技术服务投入中对配置产生的影响。

5. 综合考虑配置的多因素影响

（1）人口规模及结构。人口规模直接影响居民卫生服务需求量，其中，医疗服务需求主要反映在门急诊人次上，公共卫生服务需求主要取决于人口学变化及人群疾病谱变化，尤其是老年人、孕产妇、儿童以及重点人群如高血压、糖尿病患者的规模。

（2）社会经济和地理环境。社会经济发展如城镇化速度、信息化程度、居民文化水平等，会影响村医的服务量和服务难易程度，进而影响服务时间。地理环境如交通情况、地形地貌等，影响农村人口密度、村医交通工具的使用，进一步影响村医的服务难度和服务效率，是村级人力配置需要考虑的重要因素。

（3）村医规模及水平。每村卫生室的村医数量会影响村医的工作方式、工作负荷，村医水平包括职业资格、学历等会影响村医工作完成质量及效率，村医老龄化程度也会影响村医对新工作方式的接受程度及现行工作方式的完成度。

（4）服务模式。村医服务模式影响村医服务质量及效率，本书充分考虑村医在完成各项服务时可能存在的服务模式。服务模式包括：①工作方式，包括村医的任务分工，服务工具如交通工具、医疗工具的使用，以及不同工作的联合完成情况等；②工作时间分配，主要包括村医对基本医疗和公共卫生的时间投入与分配情况。

（5）管理模式。乡村一体化或县乡村一体化程度也会影响村医的服务投入时间，乡村两级机构之间的协调配合程度及其他机构如村委会的工作配合，影响村医的服务模式；服务考核内容及考核方式会影响村医对各项工作的重视程度及完成度。

6. 考虑地区差异和阶段性差异

结合各省区市的实际工作量和工作内容差异，以及社会地理、健康需求特征等差异，在全国村级卫生人力配置总原则基础上提出地区的实际配置调整思路，包括配置模式和配置数量。阶段性差异主要基于当前工作模式需要进一步考虑国家发展方向（如健康中国战略）、居民疾病谱变化、未来村医工作内容、功能定位的调整等。

（二）村医配置中的一些具体考虑

1. 村医工作模式对配置需求的影响

目前村医的工作内容主要分为基本医疗服务和基本公共卫生服务。随着基本公共卫生服务项目的实施，以及国家对基本公共卫生服务开展要求和目标任务的提高，村医的入户随访、健康档案管理、重点人群管理、签约服务提供等工作量将大大增加，因此如何科学有效安排村医工作模式对于提高其工作效率、节省工作时间具有重要作用。

1）改变村医的工作时间安排

在基本公共卫生服务和基本医疗服务的平衡上，可根据农村人口的劳动时间特征和就医特征，制定一个相对合理的工作模式。例如，在以村民实际需求为导向的前提下，可将两者的服务时间相对集中，上午用于开展基本医疗服务，下午用于开展基本公共卫生服务，并让村民熟悉村卫生室的工作安排。如有急诊，可通过电话进行联系。村医可将基本医疗与慢性病人的随访结合起来，在提供基本医疗时采集血压血糖等数据，有效利用工作时间，从而弥合医疗和公共卫生服务的裂痕。村医可探索村民可接受的服务模式，更好地开展日常工作。

2）实现村医工作的整合

村医的各项工作中可以根据其时间投入特征和工作方式进行整合，以有效开展。例如，重点人群的随访工作、个体健康咨询、健康档案的更新、签约服务宣传与协议签订等工作，都存在时间和项目内容的融合特征。在一些信息化程度比较高的乡村，已实现了基本医疗、基本公共卫生等工作内容的整合。

在调研地区，村医也在探索改变自身的工作模式，从而提高自身的工作效率。在调研地区，主要存在以下几种模式：①基本医疗与慢性病随访结合，如在江苏，村医对来村卫生室就诊的患者进行身高、体重、血压和血糖的测量、记录、监测，对存在问题的患者及时给予相应的健康指导，减少上门随访的路途消耗，提高工作效率；②集中随访，根据人口聚居状况，村医将同一片区域的慢性病患者集中起来，统一开展随访服务，同时与签约服务中空巢老人探望等服务内容结合起来；③信息化随访，村医利用一体机、手机随访 App（application，手机程序）等电子设备，将随访的数据及时上传，如安徽要求村医使用手机随访 App 对数据进行上传，甘肃直接利用一体机实现随访服务与随访数据的结合，江苏村卫生室配有全科诊疗仪，整个随访过程简捷、方便。

2. 村医队伍配置的角色需求

1）村卫生室需考虑注册护士配置

长期以来，美国、英国、澳大利亚、日本等国社区护理执行社区促进健康、保护健康、预防疾病和残障的任务。虽然目前我国大部分农村地区的基层护理项目有限，但像家庭访视、健康教育、康复护理等基本服务的开发是可以预见的。在调研中，我们发现护士也承担着签约人群的随访和体检的工作。但由于村卫生室分工不明确，护理人员往往身兼数职，单纯从事护理工作的村医很少。

当前基层医护人员中注册护士配置匮乏，特别是在村卫生室中，村级护理人员缺乏是目前的突出问题，根据《2020 中国卫生健康统计年鉴》，2019 年村卫生室的注册护士为 167 752 人，占村卫生室工作人员比重的 11.60%。尽管当前不少省区市的"定向培养农村卫生人才计划"也包括护理人员，但护理人才订单培养人数少，比例低。调研发现在某地区 153 个村医中，仅有 6 人（3.9%）获得了护理执业资格。

当前现有护理的学历教育目标、体系、课程设置不能完全满足农村基层健康服务需求，如家庭访视、健康教育等工作。考虑到将来农村服务的特征，护理人员也需要发挥家庭医生的功能，承担相应任务，因此需要护理人员在现有培养能力要求的基础上，增加家庭医生服务职能方面的培训内容。

2）考虑女性村医的配置

女性村医的比例低，导致一些地方妇幼保健工作开展存在困难，在健康讲座中妇幼保健知识缺少，孕产妇访视等工作可能受到影响，妇幼人群的健康需求无法得到满足。在现有生育政策下，村卫生室对女性村医的需求会增加。

在前几年，一些地区就出台了关于女性村医配置的政策，例如，《重庆市贯彻乡村医生从业管理条例实施意见》（渝卫〔2005〕88 号）规定重庆市村卫生室标准化评审标准之一是配备一名女村医。江苏《关于推进乡村卫生机构一体化管理的实施意见》的文件规定，每个村卫生室至少配备一名女性乡村医生或执业（助理）医师。2021 年淮安市淮阴区出台《加强村卫生室建设与管理工作实施方案》，加强村卫生室建设，要求每个村卫生室至少配备 3 名服务人员，并保证有执业资质村医和女村医各 1 名。但从全国看，目前女性村医仍然偏低，《2020 中国卫生健康统计年鉴》显示，2019 年村医中女性村医仅占 32.8%。

3. 重大公共卫生项目增加了村医工作量

农村的重大公共卫生项目，如两癌筛查、农村改厕、增补叶酸预防神经管缺陷等，也需要村医的参与。在两癌筛查中，村医负责农村妇女信息的登记采集、政策的讲解，同时负责妇女两癌筛查的组织和现场维护秩序工作；在农村改厕项目中，村医也需要与村委会人员一起到居民家中对改厕进行指导。在乡村医师的数量配置中，需要将此时间投入及带来的对配置需求的影响纳入考虑。

4. 考虑计划生育人员的岗位落实与技能要求

随着卫生与计划生育的合并，将来村卫生室的工作内容上或许会将计生工作包含在内。目前调查发现计划生育工作大多数由乡级机构完成，村医只负责登记和信息传达。将来如果计划生育工作任务划归村卫生室，需要切实考虑这部分职能背后的能力需求问题。现在尚有时间利用计划生育与卫生整合的契机，对镇村两级现有从事计划生育技术服务的卫生人员进行转岗培训。配置时需要考虑村医性别比例，解决健康讲座中妇幼保健知识缺少等问题。

四、多手段促进乡村医师的合理配置

（一）鼓励各方力量充实家庭医生团队，合理配置村级卫生人力

按照当前村卫生室担负的职责，仅靠村医，无论从工作时间上还是工作能力上，都无法胜任，需要合理的团队为辅助。例如，当前村医签约服务存在签约量

虚高、虚假履约等现象，其原因与村医工作任务量大不无相关。同时基本医疗、基本公共卫生服务的开展，很多时候需要依靠乡镇卫生院。因此，国家卫健委办公厅发布的《关于做好 2018 年家庭医生签约服务工作的通知》中明确指出，"签约服务采取团队服务形式提供，鼓励药师、健康管理师、心理咨询师、社（义）工等加入团队，发挥乡镇（街道）卫生计生专干、残疾人专职委员等在签约服务中的作用""鼓励配备助手提供支持性服务，减轻家庭医生非医疗事务工作负荷"。

各省区市通过各方力量充实到家庭医生团队，从而对村医的配置进行补充，如江苏等地的健康管理师、药剂师和护士，虽然仅有中专学历，但经过培训也可参与到村级卫生服务提供中来，可作为过渡时期缓解人力资源配置紧缺的办法。

（二）乡村两级健康服务信息化建设对村医配置的影响

村医需要掌握区域内村民的健康动态，对村民进行健康管理，而信息化服务手段的运用有助于高效完成该工作任务。例如，利用区域信息系统，村医在平时工作时规范登记各类资料，不断完善居民的健康档案，保证健康档案的动态更新。加快推进信息化平台建设，将基本医疗、基本公共卫生和签约服务三大平台互联互通，如在基本医疗和基本公共卫生模块基础上添加新的模块内容，实行患者信息共享，从而减少重复性工作给村医带来的工作时间的消耗，提高其工作效率。

信息化的工作手段可运用到村医的公共卫生服务当中。例如，利用短信、微信进行健康信息推送，达到健康宣传的效果；利用一体机、移动 App 等设备进行随访，直接将随访数据进行记录、保存并上传到公共卫生随访数据库，从而减少村医重复填写数据的工作量。对于老年村医来说，电脑及手机数据终端操作仍是一大考验，因此在村医配置时也要考虑到对村医进行操作培训。

（三）实行基于能力、岗位和绩效三位一体的村医动态配置

1. 以职业属性界定为基础，以能力、岗位与绩效为核心优化配置村医

《乡村医生从业管理条例》第九条规定，"国家实行乡村医生执业注册制度"，并对村医执业资格管理及注册行医进行规定。这虽然明确了村医作为卫生服务提供者的合法身份，但是事实上，一直以来村医不是一个单独的职业，甚至未将其列入全国卫生技术人员范畴。因此，在优化村医配置进程中，首先应明确村医是与其他卫生技术人员类似的职业，并明确界定其职业属性。

在此基础上，通过村医的职业化配置体现其职业属性，即一是岗位任职资格，以乡村全科执业（助理）医师作为任职资格培养和选拔村医；二是能力评价，必

须与村医岗位资格相结合，其能力应当适应于城镇化、老龄化等社会变迁带来的村医的功能定位、服务模式的转变；三是以服务质量为导向的绩效评估，客观公正地评价村医工作任务完成情况。三者相辅相成，从而确定符合农村基层卫生人才队伍特征和农民健康服务需求特征的村医。

　　2. 统筹规划乡村卫生配置，加强村医能力建设，适应社会的发展变化

　　村医配置并非固定不变的，而是一个动态的优化配置的过程。因此，有必要统筹规划区域内村医的配置，加强村医能力建设，以适应新形势下的服务内容、服务模式的转变，从而实现村医的动态配置。一方面，卫生行政部门应当对本辖区内农村居民服务需求、本地户籍人口的流向与流动等进行动态监测，建立村医动态配置机制，通过乡村一体化建设统筹协调村医队伍，规范化管理本辖区内村医；另一方面，通过村医定期培训与能力考核，提升其执业资格和职业技能，以提高对社会变化的适应性，满足居民多样化的卫生服务需求。

第四节　村医的从业方式与改革

一、村医从业方式的要素界定

　　从业方式的概念，类似于工作方式、服务模式，也可理解为从业者谋生的手段，主要包含几大要素：①服务主体，即谁来提供服务；②服务客体，即为谁提供服务；③服务内容，即提供什么样的服务以及如何提供服务；④从业地点，即从业者的工作单位；⑤从业时间，即从业者的工作时间，全日制或是 8 小时制、12 小时制；⑥管理方式，集中式或者独立式、契约式或是自由式，同时不同的乡村一体化程度下从业方式有所不同。考虑到在村医职业化要素中我们会对服务主体、服务客体、服务内容和管理方式进行探讨，因此本节在对从业方式思考中，主要围绕从业地点和从业时间两方面进行讨论。

二、村医从业方式现状及问题

（一）从业地点：村卫生室

　　乡村医师普遍身兼多职，既是临床医生，也是公共卫生人员、护士、药剂师等，承担着整个医疗机构运行的所有角色，以其综合性的服务内容和不断优化的服务质量来满足农村居民的健康需求。

　　村医的从业地点主要为村卫生室，部分服务内容如公共卫生的随访等及一些特殊居民的需求，如为行动不便者等提供上门治疗、护理、换药等，可以由村医上门提供服务。但是对于国家严格管控的静脉注射等风险性服务，应严格落实定点服务的要求。

　　在 20 世纪 80 年代中期，农村的政治环境、经济基础和社会环境发生变化，村卫生室的形式和性质也发生转变，一些村医开始承包村卫生室或开办个体诊所，以适应经济上的专业化、商品化、现代化转变趋势。其结果是导致了村卫生室房屋产权的形式多样，房屋归村集体所有、归乡卫生院所有、归村医个人所有、合建、租赁等多种方式并存，近半村卫生室产权为非集体性质。随着后来国家对村级卫生的重视和投入，各级政府加强了村卫生室基础设施建设，如通过标准化卫生室项目，新建和改扩建了大部分村卫生室。村卫生室在硬件设施上都较从前有较大改善，村医在自己家中行医的情况也已经基本肃清。

（二）从业时间：8 小时还是全天候？

　　不同区域村医的从业时间不同，即使在同一省内，村医时间安排也会体现市（县）的管理特征。表 5-6 显示，在浙江省 TX 地区，村医像城镇职工一样，执行 8 小时工作制。但考虑到村民卫生服务需求的时间不确定性，派有村医留守值班。而浙江省 KQ 地区提供医疗服务的时间以 8～12 小时为主。在江苏省，60%村医的服务时间主要在 8～12 小时，另外约 24.44%村医的服务时间在 5～8 小时。

表 5-6　不同地区村医从事医疗服务的时间构成情况

项目		5 小时以内		5～8 小时		8～12 小时		12 小时以上		人数合计/人
		人数/人	比例	人数/人	比例	人数/人	比例	人数/人	比例	
浙江省	总计	0	0	117	46.25%	126	49.80%	10	3.95%	253
	KQ	0	0	9	10.71%	68	80.95%	7	8.33%	84
	TX	0	0	108	63.91%	58	34.32%	3	1.78%	169
江苏省	总计	1	0.32%	77	24.44%	189	60.00%	48	15.24%	315
	JR	1	0.40%	74	29.84%	158	63.71%	15	6.05%	248
	SY	0	0	3	4.48%	31	46.27%	33	49.25%	67
湖北省	总计	1	0.28%	12	3.34%	85	23.68%	261	72.70%	359
	MC	0	0	3	1.33%	44	19.47%	179	79.20%	226
	JS	1	0.75%	9	6.77%	41	30.83%	82	61.65%	133

续表

项目		5 小时以内		5~8 小时		8~12 小时		12 小时以上		人数合计/人
		人数/人	比例	人数/人	比例	人数/人	比例	人数/人	比例	
安徽省	总计	0	0	3	2.40%	21	16.80%	101	80.80%	125
	TL	0	0	2	3.23%	16	25.81%	44	70.97%	62
	HN	0	0	1	1.59%	5	7.94%	57	90.48%	63
甘肃省	总计	13	5.14%	75	29.64%	55	21.74%	110	43.48%	253
	LX	7	3.78%	60	32.43%	37	20.00%	81	43.78%	185
	DX	6	8.82%	15	22.06%	18	26.47%	29	42.65%	68
四川省	总计	73	31.33%	122	52.36%	13	5.58%	25	10.73%	233
	WC	26	78.79%	6	18.18%	0	0	1	3.03%	33
	MX	24	21.05%	90	78.95%	0	0	0	0	114
	HS	23	26.74%	26	30.23%	13	15.12%	24	27.91%	86
总计		88	5.72%	406	26.40%	489	31.79%	555	36.09%	1 538

由于甘肃省和四川省的村医普遍拥有土地，因此地方政府出台政策时兼顾了村医的工作时间投入和农业劳动投入，规定村医需要半天坐诊，另外半天从事公共卫生或农业劳动。该政策之下的村医工作投入基本上也属于 8 小时工作制。但是在实际工作中，这两个省份的村医的日均工作投入要远超过 8 小时。在湖北省和安徽省，其共同特征是医疗时间长，70%以上村医的服务时间在 12 小时以上。

（三）乡村两级一体化对村医从业的管理

乡村两级一体化的概念表述有几种不同的方式，如"乡（镇）村卫生组织一体化管理"、"乡村卫生机构一体化管理"或者"乡村卫生服务一体化管理"。但实际趋于一致，即以乡村两级一体化管理，规范医疗行为和保证农村居民用药质量，理顺并加强乡（镇）村两级卫生服务的功能。2010 年《卫生部办公厅关于推进乡村卫生服务一体化管理的意见》（卫办农卫发〔2010〕48 号）明确指出"在乡村一体化管理中，乡镇卫生院受县级卫生行政部门的委托，负责履行本辖区内卫生管理职责，在向农民提供公共卫生服务和常见病、多发病的诊疗等综合服务的同时，承担对村卫生室的管理和指导职能"，加强了乡镇卫生院对村卫生室行政和业务的双重管理。

具体实践中，乡镇卫生院对村卫生室的统一管理包括如下内容。第一，组织统一，转变村卫生室的举办形式，成为乡镇卫生院的隶属机构或派出部门，卫生室产权归属于乡镇卫生院。组织机构统一将极大带动乡村两级在卫生服务、资源、管理等方面的实质性统一，体现了实体性乡村一体化管理。第二，在组织机构未达到统一的情况下，乡镇卫生院对村卫生室同样具有统一管理的权限和职责，包括药品管理，如村卫生室的进药由卫生员统一管理；人力资源管理；财务管理；诊疗规范管理等。

乡村一体化管理政策对村医的从业方式发挥着管理作用。在一体化管理下，无论从服务内容还是从服务模式，都需要符合根据一体化管理的程度特征。在一些乡村实质性一体化的村卫生室，村医的从业时间与乡镇卫生院接轨，改为 8 小时工作制。村卫生室的规章制度、村医的服务管理等都更加规范。但从全国范围来看，乡村两级之间更多的是一种松散型的管理模式，乡镇卫生院对村卫生室缺乏实际的调动支配权。未来随着县乡村一体化模式的开展，县域内卫生服务和资源的协同能力更强，县级医疗机构对乡村两级的龙头领导能力逐渐发挥，对整个县域内的卫生工作进行统一调配。在那个时候，村医的从业方式也将进一步转变。

三、对村医从业方式的思考

（一）效率和公平是村医从业方向的重要取向

纵观国内外有关劳动就业问题的理论或实证研究，不外乎两种基本的研究取向：一是效率取向，侧重于劳动力作为一种经济要素资源的配置效率问题，研究在一定的劳动力供需关系下，劳动力配置的效率状况，以及达到更高配置效率的途径；二是公平取向，侧重于劳动力作为社会成员的社会公平问题，研究劳动力就业作为社会成员基本的谋生手段，在一定的经济和社会制度安排下，就业机会、工作报酬以及相关的经济和社会资源在不同类型劳动力当中的分配情况，以及达到更公平分配的政策途径。[90]对于村医从业方式，同样关注效率与公平，既要更高效地提供服务，使从业者功能发挥最大化，又要关注从业者的权利、义务以及让服务对象公平地享受到该服务。

（二）以需求为导向、全日制的村医从业方式

《乡村医生从业管理条例》第二十三条、第二十四条对村医的权利、义务分别做了相应界定，而关于究竟如何从业，包括工作时间、工作内容等，并未做出明确的规定。之后国务院办公厅《关于进一步加强乡村医生队伍建设的实施意见》

虽然对村医的工作职能做了一些界定，但就目前形势来看，仍旧无法满足健康中国建设需求。在界定村医从业方式时，由于村医所有的服务都是为了满足居民的健康需求，因此我们提出以居民健康需求来界定村医从业方式的内涵。

我们提出，村医的从业方式是指：以满足农村居民健康需求为目的，以具有安全保障的村卫生室和居民家为主要工作地点，以健康教育、预防、保健、康复、计划生育、基本医疗为主要工作方式，并以其为主要收入来源的全日制从业方式。至于以医疗为主还是以公共卫生为主，需要综合考虑村卫生室的人力配置、所在村居民的人群特征、疾病特征等。概念突出村医的全日制从业特征，而非兼职。

（三）村医从业方式必须考虑因地制宜

从前文论述可以发现，当前村医的从业方式主要存在时间分配不合理、地点不规范、管理难度大、不能满足农民健康需求的问题。因此，需要对村医的从业方式做出调整。但是，我们无法给出一套完整、精确的村医从业方式体系。这是因为，我国本身地域辽阔，地区与地区之间差异过大，包括经济水平差异、人群特征差异、村医服务能力差异等。如果一概而论，必将引起农村供需双方的不稳定。根据前文基于需求的村医从业方式界定，本书强调村医的从业方式因时因地制宜的重要性。

（四）村医从业时间调整

前文虽然已经将村医从业时间界定为全日制，但并不代表村医需要24小时工作，这既不符合实际，也不符合以人为本的原则。对此，可以结合农村地区的卫生服务机构配置和服务提供方式改革，发挥乡域范围内的整合作用，通过对村卫生室合并、村与村之间协作、在较为中心的位置设置中心村卫生室等方式，来满足农村居民的夜间急诊等需求。中心村卫生室24小时必须有人值班，轮流换班。对于其他村卫生室，需要由乡镇卫生院对各村各户的情况进行评估和测量，进而确定合理的从业时间。

第六章　第二层要素：职业保障和职业发展

第一节　基于价值的村医职业收入制度

一、村医职业收入的构成

（一）财政补助特征的职业收入政策

新医改前，村医主要从提供医疗卫生服务和药品的差价中获取收入。但随着乡村一体化管理、国家基本药物制度和药品零差价的全面推进，村医的收入不再从提供医疗服务中直接获取，政府公共卫生补助和基本药品零差率销售经费补助等成为村医的主要组成部分。总体来说，村医的收入政策集中体现出财政补助的特征而非固定工资模式。

当前村卫生室收入来源主要为一般诊疗费、基本公共卫生和基本药物零差率补助，部分地区（浙江、安徽、湖北、四川）为村卫生室设置了基本运行经费。从各省区市收集到的政策文件分析，基本公共卫生、基本药物零差率补助以及一般诊疗费的补助方式和水平均存在差异。

（1）基本公共卫生服务补助。通常以一定区域的服务人口为核定依据，以政府购买的方式进行，乡镇卫生院和村卫生室按照工作量和考核结果进行划分，村医一般可以获得 40%～60%的基本公共卫生服务经费。当然各省区市的核定标准以及乡镇卫生院、村卫生室所占比例会略有差别。

（2）基本药物零差率补助。基本药物零差率补助通常以服务人口或服务量为标准，也有采取户籍人口数、农业户籍人口数等其他口径的。部分省份如山东、江西等以村卫生室或村卫生室人员为单位核定固定数额的补助，具体的补助标准在各省区市之间也存在一定差异。

（3）村卫生室的基本运行经费。财政对村卫生室基本运行经费进行补助，由省和市共同承担，县级政府要承担村卫生运行经费保障的主体责任。

（4）一般诊疗费。与实际的服务量挂钩，按服务人口进行补助。与医保基金账户联合支付，由医保报销其中的部分诊疗费用。

（二）典型案例分析：以中部 H 省为例

　　财政对村卫生室的基本运行给予每年 3650 元的补助。在基本公共卫生资金拨付上，该省从 2019 年起，按照村卫生室服务人口和 40% 的基本公共卫生服务工作量，于每年 3 月底前将预估村卫生室基本公共卫生服务经费的 70% 进行预拨，年底经考核后结算。在一般诊疗费方面，提高村卫生室的单次诊疗费用至 8 元，其中医保报销 7 元。基本药物零差率补助采用定额补助的形式，通常以村医覆盖的服务人口核定或村卫生室配置的药品数量进行核定，如该省 H 区的基本药物补助按照购药金额的 48.6435% 进行补助。

　　政策实施以来，村医的收入水平稳步提升。从调研情况来看，W 市依托紧密型乡村一体化管理，参照现行工资结构标准实行绩效工资制，2019 年村医平均收入在 4 万元，相比 2017 年，平均收入增加了近 1.3 万元。

　　该省 Z 县紧紧抓住中医药适宜技术推广和家庭医生签约服务推进的有利机遇，将开展中医药适宜技术和家庭医生签约服务所得的费用作为村医报酬补助的一部分。2019 年 Z 县村医的平均工资达到了 5.7 万元左右，相比 2018 年增加了5000 元。另外，Y 县部分村卫生室试点"村医赋能"工程，与企业合作为村医提供免费的培训和设备，面向居民开展康复、理疗等中医药服务，收取合理费用的同时也促进了村医收入的增加。

二、村医的期望收入与实际收入的差距

　　期望收入相对指数反映的是期望收入与实际收入的差异。期望收入相对指数越小表明对实际收入的满意度越高，用以反映村医对实际收入的满意程度。[91]我们依据对卫生人员的实际年收入、期望年收入计算出期望年收入指数，见表 6-1。整体上，中西部地区期望年收入指数高于东部地区，表明中西部地区村医对于目前的实际收入的不满意程度高于东部地区。

表 6-1　村医的期望年收入指数

年龄	浙江	江苏	湖北	安徽	甘肃	四川
18～30 岁	5.33	—	3.38	—	3.61	8.76
31～40 岁	1.92	1.73	6.12	2.58	4.53	10.22
41～50 岁	1.87	1.81	12.81	3.16	4.49	6.05
51～60 岁	1.85	1.68	4.58	4.16	3.02	4.91
60 岁以上	3.4	1.60	8.81	2.26	10.8	3.23

注：横线表示无该年龄段的结果数据

　　将村医的期望年收入指数分组，利用卡方分析的统计推断方法，分析不同特征村医的期望年收入指数是否存在差异，见表 6-2。除性别和文化程度外，期望年收入指数在地区、年龄、从医年限、执业资格以及从事医疗服务时间方面均存在统计学差异。中部和西部地区的期望指数高于东部地区（χ^2=327.780，p=0.000）；村医的年龄越小，期望指数越大（χ^2=92.644，p=0.000）；同时，村医的执业资格越低，越不满足于当前的收入状况（χ^2=40.251　p=0.001）。究其原因，可能是执业资格体现了村医的执业能力和村民信任程度，进而直接关系着病人数量与实际收入金额等。另外，村医日均执业时间的长短直接影响着收入期望指数（χ^2=133.834　p=0.000）。

表 6-2　不同地区村医的期望年收入指数差异情况

村医特征		0～0.50		0.50～1.00		1.00～1.50		1.50～2.00		2.00 及以上		合计
		人次/人	比例	人次/人	比例	人次/人	比例	人次/人	比例	人次/人	比例	人次/人
地区	总计	17	1.27%	42	3.14%	355	26.57%	300	22.46%	622	46.56%	1336
	东部	5	1.10%	22	4.86%	188	41.50%	147	32.45%	91	20.09%	453
	中部	3	0.73%	9	2.19%	118	28.71%	114	27.74%	167	40.63%	411
	西部	9	1.91%	11	2.33%	49	10.38%	39	8.26%	364	77.12%	472
		χ^2=327.780　p=0.000										
性别	总计	17	1.28%	42	3.15%	355	26.63%	297	22.28%	622	46.66%	1333
	男	10	1.11%	34	3.77%	243	26.97%	209	23.20%	405	44.95%	901
	女	7	1.62%	8	1.85%	112	25.93%	88	20.37%	217	50.23%	432
		χ^2=6.931　p=0.140										
年龄	总计	17	1.28%	42	3.16%	354	26.64%	298	22.42%	618	46.50%	1329
	18～30 岁	0	0	0	0	14	15.56%	11	12.22%	65	72.22%	90
	31～40 岁	5	1.68%	7	2.36%	61	20.54%	59	19.87%	165	55.56%	297
	41～50 岁	4	0.92%	15	3.45%	103	23.68%	87	20.00%	226	51.95%	435
	51～60 岁	5	1.74%	10	3.48%	100	34.84%	69	24.04%	103	35.89%	287
	60 岁以上	3	1.36%	10	4.55%	76	34.55%	72	32.73%	59	26.82%	220
		χ^2=92.644　p=0.000										
文化程度	总计	16	1.23%	39	3%	349	26.87%	285	21.94%	610	46.96%	1299
	初中及以下	2	0.72%	11	3.96%	53	19.06%	67	24.10%	145	52.16%	278
	高中	2	1.44%	4	2.88%	39	28.06%	23	16.55%	71	51.08%	139
	中专	11	1.51%	22	3.02%	219	30.08%	162	22.25%	314	43.13%	728

续表

村医特征		0~0.50		0.50~1.00		1.00~1.50		1.50~2.00		2.00 及以上		合计
		人次/人	比例	人次/人	比例	人次/人	比例	人次/人	比例	人次/人	比例	人次/人
文化程度	大专	1	0.72%	2	1.44%	37	26.62%	30	21.58%	69	49.64%	139
	本科及以上	0	0	0	0	1	6.67%	3	20.00%	11	73.33%	15
		χ^2=24.781　p=0.074										
从医年限	总计	16	1.23%	42	3.23%	343	26.36%	296	22.75%	604	46.43%	1301
	<5 年	2	1.69%	3	2.54%	18	15.25%	18	15.25%	77	65.25%	118
	5~10 年	3	2.50%	0	0	10	8.33%	16	13.33%	91	75.83%	120
	11~20 年	2	0.60%	11	3.28%	83	24.78%	67	20.00%	172	51.34%	335
	20 年及以上	9	1.24%	28	3.85%	232	31.87%	195	26.79%	264	36.26%	728
		χ^2=100.008　p=0.000										
执业资格	总计	17	1.29%	41	3.12%	352	26.77%	292	22.21%	613	46.62%	1315
	执业医师	1	1.23%	2	2.47%	25	30.86%	14	17.28%	39	48.15%	81
	执业助理医师	2	1.11%	9	5.00%	45	25.00%	51	28.33%	73	40.56%	180
	村医	13	1.39%	29	3.09%	264	28.14%	206	21.96%	426	45.42%	938
	无执业资格	0	0	1	1.72%	5	8.62%	5	8.62%	47	81.03%	58
	其他类资格	1	1.72%	0	0	13	22.41%	16	27.59%	28	48.28%	58
		χ^2=40.251　p=0.001										
从事医疗服务时间	总计	15	1.15%	41	3.13%	353	26.99%	296	22.63%	603	46.10%	1308
	5 小时以内	3	4.00%	2	2.67%	3	4.00%	6	8.00%	61	81.33%	75
	5~8 小时	3	0.90%	16	4.82%	60	18.07%	65	19.58%	188	56.63%	332
	8~12 小时	5	1.20%	9	2.15%	169	40.43%	116	27.75%	119	28.47%	418
	12 小时以上	4	0.83%	14	2.90%	121	25.05%	109	22.57%	235	48.65%	483
		χ^2=133.834　p=0.000										

三、村医的其他收入

从村医的发展历程和功能定位来看，村医始终都承担着我国农民的基本医疗、预防、保健以及健康教育等方面的工作[92]。从村医的身份上来看，村医本质上仍是农民，需要从事一定的农业生产活动获得部分收入。本书中村医的其他收入主要指土地山林收入、其他经济收入（零星务工收入、商业活动收入、村干部补偿），这里以调查地区为例对东中西土地收入进行重点说明

　　村医的主要职责是向农村居民提供基本公共卫生服务及一般疾病的诊疗和防治。在走访的省份中，村医普遍反映现新医改后村医工作任务越来越艰巨，特别是签约服务的开展需要村医"上门服务"，这使村医尤其是为偏远农户提供繁杂多样卫生服务的村医花费大量的时间和精力，承担更高的时间和人力成本[93]。然而，在村医普遍反映待遇不高的情况下，土地山林的收入及农业收入也成为村医收入的重要来源。

　　对样本地区数据进行分析可知：中西部地区村医拥有土地比例远高于东部地区，特别是西部地区，大约90%以上的村医拥有土地或山林，而中部地区村医拥有土地比例为70%。土地可以为村医带来几千元甚至上万元的收入，成为其经济来源的重要补充。从各个地区村医的土地山林平均收入来看，中部地区年平均收入明显低于东部和西部地区。

四、村医从业收入存在的问题

（一）收入不稳定，整体水平偏低

　　村医虽然凭借自身医学知识为农村居民提供医疗服务来获得一定收入，并以村医证书为职业准入资格，提供日均5～8小时的卫生服务，但由于半医半农身份的限制，并不属于真正意义上的职业。目前政府按量补助是村医收入的主要来源，一旦村医因疾病、生育等原因暂停工作，收入来源就会切断，加上地区之间补助标准、资金来源、地方财政差距等原因，当前村医的收入稳定性得不到保障。另外，补助水平低、补助不能及时到位、补助与劳动不成正比等问题也时有发生。

　　从样本地区村医收入来看，总体偏低。以2014年为例，村医年平均收入为2.55万元，38.17%的村医收入低于2.00万元，仅10.00%的村医年收入在5.00万元以上。不同地区之间村医平均收入差异大，总体上由东向西递减，西部未达到村医的平均收入。

　　新医改后，村医的薪酬并未随工作量和工作压力的加大而同步提高。同当地农村居民和乡村教师相比，村医收入待遇偏低且不稳定，加上执业风险高，部分村医放弃行医，部分村医被吸引到上级医疗机构。因此，村医更需要一个稳定的收入待遇，52.43%的村医期望收入是实际收入的两倍。显然，现行的村医收入补

助政策并未能综合反映出村医的职业特征、职业付出以及承担的执业风险等。所以目前的财政补助对于村医的吸引力是不够的，激励不足。

（二）收入补助政策未体现村医的价值

村医虽然不能称为专业意义上的全科医生，但他们提供的却是"全科医疗"服务[94]，其收入水平也是稳定村医队伍、调动服务积极性、保证服务职能落实的基础[95]。目前我国村医的收入支付方式主要采取政府购买服务，然后由乡镇卫生院和村卫生室依据工作量进行划分，余额由乡镇卫生院通过绩效考核结果发放。这就造成政府和乡镇卫生院不能充分发挥对医生的医疗服务行为和质量的直接监管及引导作用。虽然政府对村医补助是以量为主要特征，但是对绩效工资（奖金）分配，国家没有统一政策指导。[96]目前，村医的收入主要与其工作量和工作年限挂钩，未能与村医所提供的医疗服务的质量和价值相匹配，而且不同地区、不同村卫生室之间薪酬分配的标准具有一定的差异性，这就造成我国村医的职业收入制度不能合理反映村医的医疗服务价值。

（三）发放标准不合理，内部存在不公平性

当前村医收入补助政策的按量补助的特征比较明显，特别是基本公共卫生服务补助，通常按一定区域内的服务人口来核定，由政府通过购买服务的方式划拨费用。鉴于村医服务的地域面积、地理条件、人口规模与聚集程度等现实因素，不同地区村医提供的服务量等具有差异性。如果直接以服务量作为村医补助的主要依据，村落的人口差异直接决定了村卫生室以及在其执业的村医的工作量是不同的，村医的收入差别必然很大。另外，随着签约服务的开展，村医需要提供"上门服务"，与聚落集中的乡村相比，偏远山区的农户的上门时间成本也更高。如果仅仅以工作量为收入计算标准，那些为偏远农户提供卫生服务的人力成本和时间投入成本又该如何在补助中予以体现？这些都需要进一步讨论和科学设计。

（四）绩效考核与村医职业收入分配脱节，流于形式

依据当前村医收入政策，村医的部分收入是通过绩效考核实现的。例如，乡镇卫生院在发放基本公共卫生补助时，需要考核村医的基本公共卫生服务提供情况。政策之所以如此设计，源于国家希望通过考核，让村医真正"拿钱做事"甚至是"拿多少钱做多少事"。但是在现场调查中发现，虽然国家政策规定对村医进行全方位的绩效考核，但在实际工作中由于基本公共卫生服务项目和基本医疗的

工作内容比较复杂，难以靠事后记录真正实现对村医的工作质量的考核。因此对村医的绩效考核更多集中在服务量上，缺乏对服务质量、效果和满意度的考核。

通过与乡镇卫生院、村医的访谈以及实地考察发现，多数村医对于绩效考核认识处在模糊状态，在被问及绩效考核的内容时，大部分村医表示并不清楚具体情况，只知道跟公共卫生有关，甚至对于基本公共卫生服务费用发放标准、绩效如何考核并不清楚，常常是发多少拿多少[97]。乡镇卫生院对村医的绩效考核管理并未到位，大部分考核流于形式。部分乡镇卫生院因怕村医闹事，对那些未完成基本公共卫生任务的村医，也发放接近于全额的补助。因此，村医收入绩效考核并未真正发挥政策效果。

五、村医职业收入制度的改革

（一）肯定村医的社会价值是前置条件

只有肯定了村医的价值，才能让社会和政府正视当前村医队伍的职业收入问题。在健康中国战略指导下，村医在农村基层健康问题上发挥着越来越重要的作用。尽管村医只是提供基本医疗和公共卫生服务，技术含量相对不高，复杂程度低，劳动强度相对较低，但村医在我国卫生服务体系中所具有的实际意义深远。由此，如何充分体现村医的社会价值是建立村医职业收入制度首先应该考虑的重点问题。

通过对村医按量补助方式的缺陷分析可知，这种支付方式既没有体现村医的价值，也不利于村医收入的公平性，甚至已经引起村医的不满造成工作懈怠。因此，选取何种支付方式对村医的经济收入有着直接和间接的决定作用[98]。合理的收入结构又是提高村医医疗服务质量的重要保证。如何设计和选择村医的支付方式、收入结构，确保收入分配的公平和效率，实现村医职业收入的稳定的同时提高村医岗位吸引力也是村医职业收入制度的设计需要重点考虑的影响因素。

（二）村医队伍职业收入的基本原则

第一，体现村医价值。合理的收入分配制度是解决村医队伍整体发展与村医自身发展之间、村医付出与村医待遇之间矛盾的有效工具。解决这两个矛盾的关键在于村医的职业收入制度能否充分体现村医的价值。因此，对村医职业收入制度设计必须充分体现村医的价值，使村医自身发展和村医队伍整体发展充分协调起来，确保村医付出与收获成正比，从而实现该队伍的长远发展。

第二，稳定性原则。收入稳定是保证村医维持日常所需的最低标准。当前以量为标准的财政补助使村医的收入稳定性较差甚至部分偏远地区不能满足其基本物质生活。村医职业收入只有成为其稳定的收入构成才会避免村医人才过度流失，实现整个村医队伍稳定发展。

第三，激励性原则。激励性原则是职业收入设计的基本原则，优质的职业收入设计能够完全发挥出收入的激励作用。对于村医的绩效考核，不仅要明确考核内容、标准和方式，更要加强对服务结果和群众满意度的考核，真正发挥绩效考核作用，坚决抵制"一刀切"做法。坚持物质激励和精神激励相结合的薪酬制度才能发挥薪酬的最大激励作用，充分调动村医的积极性。

第四，可比性原则。职业收入制度的设计必须考虑该行业的可比性。要想引进优质村医就必须建立具有竞争优势和强可比性的职业收入制度，只有这样才能实现村医队伍发展的稳定性和先进性。因此，在进行村医职业收入制度设计时，需要确保村医的收入水平与当地相同社会地位群体（乡村教师、村干部）具有一致性，才能保证收入处于优势地位。

（三）基于价值的村医队伍职业收入的设计

1. 以村医的职业价值为切入点

基于上文对村医收入补助政策的缺陷的深刻剖析，我们认为村医的职业收入并不能仅仅依靠服务量，而应将其放在我国整个卫生服务体系中综合考虑。同时结合马克思的劳动价值理论，将村医的人力资本、时间成本、职业价值等要素综合考虑，提出基于价值的健康服务，作为建立村医职业收入制度的理论基础。

2. 调整村医的薪酬结构，合理设计村医的支付方式

突破村医财政补偿中过度依赖以服务人口数为基础的支付方式，借鉴服务人口和服务数量结合的补助模式，从而向以目标实现程度为基础的按绩效支付方式转变。对村医实行"基本工资＋地区补助＋奖励性的绩效工资＋特殊津贴"的薪酬模式，即按村医的技术职务、医龄、岗位工作效益等实行有层次的结构工资制。其中基本工资可根据村医承担基本医疗和基本公共卫生服务的时间投入，确定村医的最低工资标准，不能低于卫生专业技术人员的最低工资；地区补助依据当地经济条件，同时参照当地相同地位的群体（乡村教师、村干部）的收入水平，合理制定补助金额；奖励性绩效主要从村医的服务过程（合理的处方用药、接诊率、重点人群健康管理等）和服务结果（慢性病控制率、双向转诊数量、高血压的改善程度、医疗服务业务量、居民的满意度等）两个维度进行评价并依据评价结果

分发奖金；特殊津贴是指村医在工伤、生育和退休期间享受的福利待遇，以保障村医的基本生活。

（四）职业属性对职业收入的影响

由于政府和社会对村医的职业定位，村医缺乏清晰的职业界定，半医半农的传统身份造成这支队伍的养老、医保等职业保障遭遇障碍，村医收入也只能以补助发放，而非固定工资形式。因此，应明确村医职业属性，合理提高村医的收入水平，解决村医队伍建设过程中的实际问题。

政府需要承担起责任，明确村医的职业属性，提高村医在政策目标中的核心地位[99]，加大财政投入和政策执行力度，提高村医的收入水平，切实解决村医队伍中面临的这些实际问题，进而有力地促进村医队伍的和谐稳定发展。多项政策围绕村医队伍建设形成合力，带动村医的补充、管理、激励、退出等问题解决，使得村医职业得到良性发展，也提升了村医的自我身份认同感。

（五）从村医个体角度出发，提高村医职业收入和能力

在影响村医收入的诸多因素中，除服务人口数、工作量、工作质量外，村医的知识与技能也是一个重要因素。基层卫生机构人才短缺，专业技术人员技术水平不高成为整个医疗服务体系的短板。要改变这种局面，就要增强村医的岗位吸引力，改善村医的收入分配制度。

除提高村医的职业收入外，还要提高村医的专业素质。特别是现代社会，医学知识和医疗技术更新速度快，疾病谱也日益广泛，医疗设备、网络设备等提高了医疗服务的精准度和效率，要求村医必须做到终身学习。因此建议实施村医的学历和执业资格强制性提高制度，激发他们提高自身的学历层次和技能水平的积极性和主动性，进而改变村医学历素质的弱势现状。

第二节　村医的职业保障需求

一、村医需要社会保障

（一）历史贡献角度

村医是农村居民的健康守门人，是落实"以农村为重点"工作方针的主要承

担者和忠实履行者，它们提供的卫生服务具有广泛性，惠及广大基层农民群众，真正体现了中国特色[100]。虽然当前村医面临老龄化、青黄不接、能力欠缺等问题，但村医做出的历史贡献和现有功能不可磨灭。就目前来讲，村医依然在卫生网络的最基层默默耕耘，为村医解决职业保障的问题既是对其历史贡献的肯定与认可，也是人本原理的必然要求。

（二）社会需求角度

村医是健康守门人、健康信息统计者、健康政策解读者、农民倾听者。短期内，村医的作用是无法取代的，而从长远看，由于疾病预防被越来越重视，村医也将在转型过程中发挥越来越重要的作用。这样一支不可缺少的队伍，必须为其提供充足的保障作为后盾，才能使其更加主动地、积极地完成各项工作，而他们所完成的看似难度并不高的工作，可以对农村居民健康水平产生巨大的提升作用。

（三）权利义务角度

根据《中华人民共和国劳动法》第三条第一款规定："劳动者享有平等就业和选择职业的权利、取得劳动报酬的权利、休息休假的权利、获得劳动安全卫生保护的权利、接受职业技能培训的权利、享受社会保险和福利的权利、提请劳动争议处理的权利以及法律规定的其他劳动权利。"村医享有职业保障，但是《中华人民共和国劳动法》第三条第二款规定"劳动者应当完成劳动任务，提高职业技能，执行劳动安全卫生规程，遵守劳动纪律和职业道德"，因此村医享有的职业保障的权利是基于村医完成"职业任务"的。《乡村医生从业管理条例》对村医的权利义务做了一些界定，其中包含获取报酬的权利，而村医也承担"树立敬业精神，遵守职业道德，履行乡村医生职责，为村民健康服务"等的义务。新医改以来，村医无论是从业资格还是从业能力，与居民所需还存在一定差距，村医需要进一步提升服务能力和服务质量，而与之伴随的村医职业保障也需要配套，并根据村医服务情况调整保障水平。

（四）职业化角度

职业化是村医职业保障的路径，也是结果，如养老保障，根据《县级农村社会养老保险基本方案（试行）》，乡镇企业职工、民办教师、乡镇招聘干部、职工等，可以以乡镇或企业为单位确认，组织投保。而村医并未明确职业所属，只好加入农村养老保险，"以个人缴纳为主"未能体现村医在农村卫生事业中扮演的关键角色[101]。经过职业化建设，村医的职能更加明晰，身份更加明确，村医也成为类似于企业职工、教师等职业的存在，为村医提供各类职业保障便顺理成章，职业保障是必不可少的要素，因此，一旦建立起村医职业保障体系与制度，也会助力村医职业化进程。

二、村医需要什么社会保障

（一）村医需要养老、医疗和失业保障

在社会保障方面，村医队伍的养老与医疗保险是整个社会保障制度改革中的重点[102]，养老保障问题更是社会瞩目的焦点。目前来看，国家和省市各地都出台了村医养老保障政策，并采取适宜的措施来解决村医养老问题，只是效果未达到预期。从医疗保险看，目前存在形式上的不确定性，早期有新型农村合作医疗与城镇居民医保之分，之后随着居民医保的两保合一实践，现在的村医主要有城乡居民医保和城镇职工医保。在乡村两级实质性一体化管理的推进中，部分地区的养老保障也开始明朗。但村医的失业保险尚未引起重视，在职业化建设过程中，必然有一批村医由于职业资格、能力等原因，无法满足职业化要求而面临失业。

（二）村医需要执业风险保障

工作者在工作中承担一定风险，医生和护士具有高职业暴露和职业损伤的风险[103]。村医作为医务人员，其医疗行为会带来一定的风险，主要来源于医疗事故、医疗纠纷。2011 年 9 月的"中国村医生存状况调查"[104]反映，约 35%的村医碰到过医疗风险（事故），每位遇到医疗风险的村医平均支付赔偿款 23 258 元，这对年均收入在 2 万～3 万元的村医而言，无疑是一笔很大的支出。

近年来，村医医疗纠纷占比不断增加。其一是基层机构环境差，多数偏僻遥远、交通困难、设备不全、医疗能力较差[105]，易致误诊等不良后果。其二，村民健康需求增高且法律意识增强，缺乏专业技能的村医无法应付医疗纠纷。即使村医主要应对"常见病、多发病"，但由于农村交通优化以及劳动力外出等，实际产生了"老弱病残"人群就诊需求，该群体更可能产生医疗纠纷。因此，村医的执业风险不断增加[106]。《国务院办公厅关于进一步加强乡村医生队伍建设的实施意见》提出"建立乡村医生执业风险化解机制。建立适合乡村医生特点的医疗风险分担机制，可采取县域内医疗卫生机构整体参加医疗责任保险等多种方式有效化解乡村医生的执业风险，不断改善乡村医生执业环境"。

实践表明，利用保险化解医疗纠纷赔偿事宜，建立三方赔偿的路径，便于患方获得补偿，确定纠纷中医患权责，改善医患关系[107]。但是，我国有的地区乡村医疗机构并没有参与其中，在发生纠纷时多数因经济有限等造成长期欠款，最终由低收入的村医赔偿。农村卫生的特殊，使得医疗责任保险的推动更迫切。

（三）村医的其他职业保障需求

根据《中华人民共和国社会保险法》第二条："国家建立基本养老保险、基本医疗保险、工伤保险、失业保险、生育保险等社会保险制度，保障公民在年老、疾病、工伤、失业、生育等情况下依法从国家和社会获得物质帮助的权利。"国家通过建立基本医疗保险，使得人民在疾病等发生时可以实现风险分担。村医养老保险问题一直备受关注，但医疗保险和失业保险等却鲜有提及。

目前村医已基本脱离了农业生产和副业劳动。在调查地区，村医的月工作时间都在 28 天以上，已经基本成为全脱产的卫生工作者。公共卫生服务补助和基本医疗业务收入是其主要收入来源，而这两项收入都是与村医实际做出的工作相关联的。这就意味着，一旦村医由于疾病、工伤、生育等原因而暂时离开工作岗位，收入就会发生中断。因此，需要解决这些特殊时期内村医的收入保障问题，通过规定村医在生病、工伤和生育期间享有的基本补助水平等途径保障村医的基本生活。

根据《中华人民共和国社会保险法》第二十三条规定："职工应当参加职工基本医疗保险，由用人单位和职工按照国家规定共同缴纳基本医疗保险费。"当前村医医疗保险、失业保险、工伤保险、生育保险同样面临筹资主体不明的问题。"用人单位"的概念界定根据实际情况有所不同。根据乡村一体化程度，如紧密型乡村一体化地区，保险筹资主体可以为乡镇卫生院。如果再实现县乡村一体化，"用人单位"则变为县级医疗机构。未实现乡村一体化或县乡村一体化的村卫生室，筹资主体可以考虑为政府或者卫生管理部门。

三、政府在村医职业保障中的定位

自从新医改以来，村医的工作内容不断明晰，公益性加强，服务的职能要求也更高。政府在村医职业保障建设中担任主责，具有政治责任、经济责任和社会责任。

从政治责任来看，政府需扫清村医加入职业保障的阻碍，包括村医身份、村卫生室性质与乡村两级管理模式。政府需要通过立法，从政策法律层面上确定村医专业卫生技术人员的身份，改变其半医半农的传统身份。同时政府应结合地方特征去探寻合适的乡村两级管理模式，探索是否继续保持当前村卫生室"乡管村用"或"村办村管"的特征，还是将村卫生室作为乡镇卫生院的派出机构。通过管理体制的改革，为解决村医的职业保障问题和职业化道路奠定基础。

从经济责任来看，政府有筹资责任。无论是村医个体还是乡镇卫生院，都很难独自承担村医养老等保障费用。为此，政府应当为其筹资和补贴，通过各级财政出资，也是提高村医养老保障水平、提高岗位吸引力的解决之道。在村医队伍总量大、年龄结构老化严重的地方，地方政府面临的村医参加社会保险的财政压力会更大。

从社会责任来看，政府有维持社会稳定、保护公民权利的责任。政府既需要肯定村医在主导农村医疗卫生中的作用，也需要重视其个体利益诉求的满足。肯定村医的贡献和价值，保障村医地位，努力创建公平的养老和职业保障环境。即使中东西部无法统一保障水平，也应在同一地区缩小村医与教师、乡镇卫生院医生、村干部等的差距。

第三节　村医的养老保障

一、我国村医养老保障政策整理

国家对村医养老问题出台了框架性的指导意见，《国务院办公厅关于进一步加强乡村医生队伍建设的实施意见》针对在岗村医的养老保障规定：①各地要支持和引导符合条件的乡村医生按规定参加职工基本养老保险。②不属于职工基本养老保险覆盖范围的乡村医生，可在户籍地参加城乡居民基本养老保险。

当前全国并没有形成村医养老的统一政策，主要根据村医的年龄，分类实施保障。对于已达到退休年龄的在岗或离退岗的村医，主要通过发放村医养老生活补助的方式进行保障。通过对各地村医养老保障的政策整理，村医养老模式可总结为表 6-3 中的几种模式。

表 6-3　村医基本养老保险类型

保险类型	年龄	经费来源	优点	缺点
城镇职工基本养老保险模式	未达到退休年龄的在岗村医	①乡镇卫生院＋个人；②地方政府财政＋个人；③地方政府财政＋乡镇卫生院＋个人	保障水平较高，村医认可度较高，归属感较强	对财政能力要求较高，对村医身份限定较多
灵活就业人员养老保险模式	未达到退休年龄的在岗村医	①地方财政以补助或缴纳一定比例的形式参与；②村医个人自付	可补缴，对村医身份无限制	保障水平有限，村医归属感不强

续表

保险类型	年龄	经费来源	优点	缺点
城乡居民养老保险模式		村医个人自付＋政府给予补助	财政压力小	保障水平低，村医等同于居民，未体现村医的职业价值
城镇职工基本养老保险＋城乡居民养老保险模式	未达到退休年龄的在岗村医	①政府财政＋个人 ②完全个人自付	形式灵活	公平性有限，不同地区不同人群处理方式差异大
商业养老保险模式		①政府发放补助鼓励参与 ②个人自付	财政压力小，形式灵活	个体筹资压力大，不具有普遍性
村医养老生活补助模式	已经达到退休年龄或已经退岗的村医	结合工龄发放养老生活补助		保障水平低；各地区保障水平差异大；县（区）财政压力相对小

1. 城镇职工基本养老保险

这是当前村医养老保障需求的主要预期目标，相对而言，该模式的保障力度较高。例如，在安徽铜陵，所有在岗村医统一参加城镇职工基本养老保险。此模式的运作需要当地县级财政的支持，因此对县级财政的压力较大。同时如果村医不能缴费满 15 年，需要有政策突破，允许其在到龄退休时能够补交够 15 年。乡村一体化管理下乡镇卫生院可适当承担一定比例的单位缴费金额。

2. 城乡居民养老保险

这种模式主要针对经济欠发达地区，村医的收入比较低，没有能力参加城镇职工养老保险或者灵活就业人员养老保险，政府也缺乏足够的财政支撑，因此政府鼓励村医参加城乡居民养老保险，并在退出后按照工龄发放退休补助。当然，在经济发展比较好的地区，政府也可以增加一定的财政投入，鼓励村医参与较高档次的城乡居民养老保险。《广西壮族自治区人民政府办公厅关于印发进一步加强乡村医生队伍建设的实施意见》规定，积极引导符合条件的乡村医生参加新农保，对符合新农保待遇领取条件的乡村医生发放养老金。政府采取补助等多种形式，妥善解决好老年乡村医生的保障和生活困难问题。

村医作为村级卫生服务提供人员，其养老保障水平按理应该在一定程度上高于普通农民。政府给予适当补助支持村医参加较高档次的新农保也是解决村医养老问题的有效方式之一[108]。

3. 城镇职工基本养老保险＋城乡居民养老保险

部分地区的村医根据条件分类或者个体意愿，决定参加城镇职工基本养老保险还是城乡居民养老保险。例如，天津经济发展水平较高，村医可以根据个人的缴费能力和自主意愿，自行选择参加城镇职工养老保险或者是城乡居民养老保险，并未说明财政给予支持，全部由个人缴纳。山西晋中积极引导和支持村医参加户籍所在地城乡居民基本养老保险，符合条件的村医，可按规定参加城镇职工基本养老保险。①可见，城镇职工基本养老保险只是作为城乡居民基本养老保险的一种补充形式，主要养老保险类型依然为城乡居民养老保险。究其原因，可能受到当地经济发展的限制，没有足够的财力负担所有村医城镇职工养老保险单位缴费部分。

4. 灵活就业人员养老保险

该模式下政府鼓励有条件的村医参加灵活就业人员养老保险，政府财政在有能力的基础上给予适当的补助。缴费不够 15 年的各级政府在一定程度上放宽政策，给予其补交的渠道。

5. 商业养老保险

商业养老保险的被保险人在缴纳了一定的保险费以后，就可以从一定的年龄开始领取养老金，个体性比较明显，不具有普遍性[109]。之前一些地方有过为村医购买养老保险的探索。湖北省 MC 市，1997 年开展乡村一体化时，按照村医个人、卫生院、卫生局的 6：3：1 的出资比例，为部分村医在市人寿保险公司投保商业养老保险，为在岗村医购买人身意外伤害保险，村医离岗时可以领取 1 万～2 万元的养老保险金，所受意外伤害可以得到保险公司保险理赔。该政策在一定程度上解决了村医的养老问题。但后来由于一些原因，该政策并未继续执行。2010 年以后，村医离岗以后，政府每月发 300 元生活费。

6. 村医养老生活补助

该模式主要针对已达到退休年龄的在岗村医或离退岗的村医。资金由各地各市、县（区）政府财政统筹解决，领取补助的村医资质要求和补助标准在各地也不一致。

村医资质要求上，有些地方规定从事村医工作达到一定年限时，才能具备领取补助的资格，并给予固定数额的补助。例如，安徽要求从事村医 10 年以上，每月不低于 300 元的补助标准。也有一些地方对村医的工作年限要求短，结合实际工龄，每满 1 年给予一定数额的补助，如青海要求村医连续工作 5 年以上的，每满 1 年每月给予 20 元的生活补贴。

---

① 《晋中出台政策提高乡村医生待遇》，https://www.163.com/news/article/B9SV6KVA00014AED.html。

补助标准有三种：第一种是按照当地农村居民最低生活保障标准发放，如安徽；第二种是按照当地职工工资标准的一定比例给予补助，如福建厦门对年满 60 岁且从业累计 30 周年（含）以上的村医，每人每月给予最低工资标准作为生活补助；第三种是结合工龄计算，如前面讲的青海[110]。

二、典型案例分析：H 省的村医养老保险探索

（一）整体情况

截至 2020 年 10 月 15 日，H 省的地市根据地方实际及村医的切实需求，均制定了在岗村医参加养老保险补助政策和离岗村医养老生活补助政策。其中，在岗村医自主选择养老保险种类，大部分以灵活就业人员身份参加城镇职工基本养老保险，财政补助标准每人每年在 1200 元至 2000 元。离岗村医养老补助政策多以工作年限为基础，以累计执业满 10 年为基准，实行不同档位补助标准，每人每年补助标准大多数在 2400 元至 3600 元。

政策实施以来，取得了一定的成效。一方面，在岗村医参加养老保险补助。截至 2020 年 11 月底，全省符合参保条件的村医 34 853 人，已有 22 459 名在岗村医参加城镇职工基本养老保险，11 189 人参加城乡居民养老保险，县级财政共拨付补助总额 6107 万余元。另一方面，到龄离岗村医养老生活补贴方面，全省符合条件的村医 31 307 人，已落实补助 28 264 人，县级财政共拨付补助总额 10 024 万余元。

（二）省内地市的具体探索

1. Z 县的村医养老保障实践

第一，对已离岗的村医，根据执业年限分别给予每年 2400 元、3000 元、3600 元的定额补助。第二，对在岗的村医，将已经取得执业（助理）医师、执业护士并承担基本公共卫生服务工作的村医实行"乡聘村用"，乡镇卫生院签订聘用合同，纳入乡镇卫生院统一管理。规定从聘用之日起，按照最低标准参加企业职工社会保险（含养老、医疗、工伤、失业保险），个人缴纳部分由村医个人承担，单位缴纳部分由县财政每人每年补贴 40%，剩余部分由乡镇卫生院承担。第三，其他在岗的村医，统一按照灵活就业人员身份参加最低标准的城镇职工基本养老保险，县财政每人每年补贴 40%，剩余部分由村医个人承担。截至目前，政策已在 Z 县全面落实。

2. J 县的村医养老保障实践

J 县针对一直在村卫生室从事村医工作，工作年限达 10 年以上，到龄离岗或超龄在岗的村医以及男性 55 周岁以上、女性 50 周岁以上的村医给予养老生活补助。

其中：①已参加城镇职工基本养老保险的村医，按照每人每工作 1 年 1000 元的标准给予补助，一次性最高补助 10 年；②未参加城镇职工基本养老保险的，按照每人每年 3500 元给予补助；③针对男性未满 55 周岁，女性未满 50 周岁的村医给予社会养老保险补助；④若以个人身份参加城镇职工基本养老保险或者参加城乡居民养老保险的，财政补偿 60%，个人缴纳 40%。

三、未来方向与村医期望

村医的养老保障需要一个适宜的解决方案，满足村医的养老需求，其保障的形式、水平、筹资等能够体现出村医的社会价值。图 6-1 是本书对村医养老保障的改革思路：城镇职工基本养老保险是未来村医队伍养老的主要模式选择。村医养老模式的改革需要基于国家和社会对村医职业属性定位的转变，借助于乡村一体化建设。对于养老保险费用承担问题，需要多渠道解决，或由乡镇卫生院承担全部或部分出资责任，或由财政出资承担[111]。

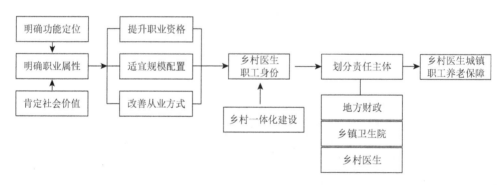

图 6-1　村医养老保障改革思路

（一）以政府责任为主体的城镇职工基本养老保险模式

根据国家对村医的资格准入规定，以及村医在农村基层健康服务中的功能定位、社会价值等，当前村医的工作管理特征可概括为：依据特定的职业资格准入，承担农村居民的基本医疗和基本公共卫生服务，以专项补助为主要收入来源，实行乡村一体化管理的工作人员。因此，无论是城乡居民养老保险还是灵活就业人员养老保险，显然无法体现村医的实际职业特征和社会价值。一方面，村医不同于灵活就业人员，其服务内容、服务规范、服务方式等都有着明确的政策要求；另一方面，村医也不同于城乡居民，他们拥有由固定形式组成的职业收入。综合上文列举的多种村医养老保障的典型做法，我们认为，城镇职工基本养老保险模式更有利于稳定村医队伍。

（二）乡村一体化建设是村医养老保障改革中的助动力

鉴于村级卫生服务的作用与能力问题，我国政府提出乡村一体化管理，以推动乡村两级卫生发展、稳固村级卫生服务。乡镇卫生院对村卫生室的管理权责表面清晰，但在实际操作中，两级卫生机构缺乏实质性的统一组织机构，两者可能分属于不同法人，有的法人是乡镇卫生院，有的是村委会，有的是村医自己。尽管人事和财务统一，但是乡镇卫生院对村医的管理，无法像对卫生院内部员工那样行使管理职能。乡镇卫生院对村医的管理处于"无动力、无权力"的困境中，养老保障中"谁来买单"的问题便存在很大争议。

在一些地方的改革中，村卫生室成为乡镇卫生院的派出机构，村卫生室法人由乡镇卫生院院长担任。将乡域内的村医纳入卫生院人事编制核定，实行村级编制的专门使用管理。这种实质性乡村一体化管理形式更有利于村医职业保障的落实，乡镇卫生院也有更多的动力为村医分担养老保障缴费。

（三）村医养老保障改革的切入点：职业属性的转变

村医的职业属性不清晰也是目前很多省区市解决村医养老问题时治标不治本的原因之一。对于职业属性在整个村医队伍建设中的意义，我们已经屡次强调，即将村医身份由"半医"转为专业卫生技术人员，村医就具有了城镇职工养老保险的职工身份。

（四）在政策改革中应根据年龄结构和经济水平循序推进

村医实现职业化既是一个长期的过程，也是一个分层类、分类别的多样化过程，需要按照"老人老办法、新人新办法"的思路逐一完成。鉴于我国村医队伍规模庞大，财政将承受巨大的压力，无法全部解决其城镇职工养老需求。

由于城镇职工基本养老保险涉及累计缴费年限、个人缴费比例等规定，执行起来，不同年龄的村医会面临不同的问题，如是否有能力补交个人缴费部分、是否能缴纳平均 2% 的个人比例等。因此，政策改革需要根据村医的年龄结构和地方经济水平等循序渐进。

政府可以考虑以补偿村医历史贡献和保障其养老需求为出发点。对于年龄较大村医，引导其加入城乡居民养老保险或灵活就业人员养老保险的较高档次，并予以适当补贴；对于相对年轻一批村医，则应在提升其执业资质的基础上，逐步引导其加入城镇职工基本养老保险。

第四节　村医的执业风险保障

村卫生室的营利能力较弱，目前多数村卫生室的收入仅能勉强维持一般性运转。一旦出现医疗事故，村卫生室和村医都无力承担赔偿责任。村医的风险抵抗力弱，执业风险需要采取有效机制予以化解。但是村医购买医疗责任保险的比例偏低，绝大多数村医缺少执业风险保障，使得医疗纠纷赔偿成为村医的一项沉重负担。

一、村医执业风险模式

（一）村医个人购买医疗责任险

在县卫生行政部门的指导下，村卫生室购买医疗责任险，筹资来源为村级卫生人员。县卫生行政部门负责医疗风险金的管理，并与医疗保险机构洽谈赔偿条款，保障村卫生室的投保人的利益。

村卫生室业务收入较好的条件下，村卫生室人员才具有经济实力积极购买医疗责任险。因此由村卫生室个人购买医疗责任险的模式适用于村卫生室收入较好的地区。江苏省 SY 的村卫生室医疗责任险强制统一参加，缴费标准为 300 元/年，由村医个人负担，赔偿限额为 3 万元。

（二）政府购买医疗责任险

在村卫生室收入较低或者无法动员村级卫生人员参加医疗责任险时，一些地区由财政拨款，为村卫生室购买医疗责任险。2017 年的现场调研中我们也发现在一个国家级贫困县，村医收入比较低，因此由县人民政府出钱，以村卫生室为单位统一购买医疗责任险。也有一些地方将村卫生室的医疗风险金纳入村卫生室运行经费中给予拨付，政府全权负责村卫生室医疗责任险的缴纳、资金管理、赔偿方案。

（三）政府、村卫生室共同购买医疗责任险

如果由村卫生室个体购买医疗责任险，可能存在财力不足、缴费水平较低而导致赔（补）偿数额较少、不能有效分担村卫生室医疗责任风险的问题。但是如果由财政全部负担，也增加了地方政府压力。因此，现实中一般由村卫生室和政府共同购买。

保险资金源自政府和村卫生室运行经费，或来源于政府和村医个人，共同为村卫生室购买医疗责任险。如 2013 年甘肃省政策规定，村卫生室的保险费用，由村医负责缴纳，财政给予适当补助，纳入村卫生室基本运行经费补助范围。2015 年河北省的村医执业风险管理也采取了该模式，《河北省人民政府办公厅印发关于进一步加强乡村医生队伍建设实施方案的通知》规定，县（市、区）政府要建立适合乡村医生特点的医疗风险分担机制，有条件的县（市、区）可采取政府补助设立乡村医生风险补偿金，也可采取县域内医疗卫生机构整体参加医疗责任保险等多种方式有效化解乡村医生的执业风险。另外，陕西省也同样采取了"政府＋村医个体"的共同担负模式。

2015 年，四川省按照省级财政对村卫生室医疗责任风险金投入 1000 元，市县财政不低于 1000 元、村医个人筹资不低于 3000 元的标准进行筹资，筹资标准达到 5000 元/（室/年）。筹资力度效果远远高于由村医个体筹资的风险抵抗力。

（四）卫生院、村卫生室共同购买医疗责任险

在乡村一体化管理背景下，乡镇卫生院对村卫生室管理实行人财物的统一管理之后，卫生院和村卫生室人员签订聘用合同，村卫生室人员和乡镇卫生院成为聘用关系，乡镇卫生院有责任为村卫生室人员购买医疗责任险。2015 年广东省出台《广东省人民政府办公厅关于印发广东省进一步加强乡村医生队伍建设实施方案的通知》，针对建立村医的执业风险机制，除了提出可以采用县域内医疗卫生机构整体参加医疗责任保险等多种方式之外，还提出乡镇卫生院统一按一定比例提取医疗风险基金化解村医的执业风险。该管理强调了在实行乡村一体化管理以后，乡镇卫生院对村卫生室的责任。

（五）突出县域内医疗卫生机构整体参加医疗责任保险

县域内医疗卫生机构整体参加医疗责任保险可以在一定程度上提高统筹层

次，既可以增强村卫生室对医疗安全事故风险的抵御能力，又可以增强区域内统筹资金的风险分担能力。

2014 年甘肃省按照"互助共济、风险共担、政府资助、多元筹集"的原则统筹资金，鼓励县乡村医疗机构"打捆"，县（市、区）联合，提高统筹层次等方式扩大资金规模。2014 年江苏省 JR 县将系统内各医疗单位按规定提取的医疗风险基金进行集中管理，覆盖各医疗单位指市中医院、市妇保院、各卫生院和各社区卫生服务中心。村卫生室均纳入镇村一体化管理，全部纳入医疗风险互助管理体系。将系统内各医疗单位按规定提取的医疗风险基金形成"医疗风险互助基金"。四川省、广东省、河北省在《关于进一步加强乡村医生队伍建设的实施意见》出台之后提出可采取县域内医疗卫生机构整体参加医疗责任保险等多种方式有效化解村医的执业风险。

无论以上哪种购买方式，均需要在县（市、区）政府的主导下开展。为此，村卫生室需在政府主导下采用适宜的筹资方式为村医购买医疗责任险，有效化解村医的执业风险，不断改善村医执业环境，保障村医的合法权益。

二、村医执业风险分担机制的构建

（一）建立乡村医疗纠纷调解制度

现阶段我国医疗分担机制主要表现为强制医疗责任险和医疗纠纷第三方调解相结合的模式，需要对医疗责任险和第三方调解分别制定相应的法律法规进行补充和完善，探索细化利益各方的权利和责任的法制途径，从而增强我国医疗分担机制的权威性和规范性，提高其社会影响力和实用效力[112]。在医疗纠纷频发、医患矛盾突出的今天，医疗纠纷调解制度对医疗纠纷的理性解决、对医患双方权益的保障、对促进和谐医患关系的建立都起到了至关重要的作用。医疗纠纷调解机制的主要组织机构是医疗纠纷人民调解委员会，该机构的性质被定位为独立于医疗机构和卫生行政部门之外并依托专业力量调处纠纷的第三方公益性机构。因此，公正性、中立性是医疗纠纷人民调解委员会的特点。从某种意义上讲，医疗纠纷调解机制是分解村医医疗风险的重要途径之一，需要根据各地实际情况，探索村卫生室医疗纠纷调解制度的构建。

（二）尽可能地建立村医医疗责任险

村医购买执业风险责任险具有较强的现实意义。如果条件允许，应该实现应有尽有，并探索适宜的保险购买责任分工、费用缴纳比例、管理等内容。在资金筹集方面，村医个人筹资标准可以与其医疗纠纷赔（补）偿的发生频次、赔（补）偿数额相挂钩。如果年度内发生赔（补）偿的，下一年度可适当降低筹资标准或不予筹资。在资金管理方面可以呈现多样化，考虑由卫生等部门自行管理、公开招标购买商业保险机构的医疗责任险，或者采取二者相结合的方式，有效分担村卫生室的医疗风险责任。

在建立村医医疗责任险时需要注意两点。①政府、乡镇卫生院和村医都应承担筹资责任。如果完全由村医承担筹资责任，对村医来说无疑负担沉重，但村医也必须承担一定比例的筹资才能更好地约束村医行为。②要适当扩大承保的范围，引入小额赔付机制。针对目前农村医疗纠纷种类较多的特点，可以考虑在传统的医疗责任保险作为主险的基础上，增加一些附加险种，如门诊病人、住院病人的医疗意外险。对于不是特别严重的医疗纠纷，医疗责任保险中可以设计一定数额以下的"小额赔偿"，医疗机构可以在通知保险公司后，自行与患者协商解决，用小额赔偿基金进行支付。针对农村医疗机构经费少、纠纷烦琐、索赔金额小的特点，一些保险公司推出了"保额低、保费低、索赔以协商处理为主"的新型农村医疗责任保险，对未构成医疗事故但院方存在过错的医疗纠纷，以协商的方式给予适当赔付。这一新模式不仅可使患者及时获得保险赔付，而且可将农村中小医院从医疗纠纷中解脱出来，不致因为大笔赔付而陷入生存危机，不失为当前合理化解村医执业风险的有效方式。

第五节　村医的职业发展

村医作为中国农村基层的医疗卫生人员，将在相当长的时间里在国家医疗卫生服务体系中扮演重要角色。村医是农村卫生技术队伍中的一支重要力量，是农村基层卫生组织的主力军，是广大农民的健康保护者，是卫生事业发展的重要保障，其数量的多寡、素质的高低、提供卫生服务质量的优劣、队伍的稳定性对农民的健康水平、农民的健康需求和农村卫生事业发展的进程有着极其重要的影响。

一、村医职业发展的现状

（一）村医的发展需求

1. 外环境需要村医发展

村医所处的外环境主要是指基层农村居民对健康、医疗卫生服务的需求，以及现在我国卫生领域医改的宏观环境。无论是农村居民的健康需求还是分级诊疗的要求，仅仅有足够数量和高素质的村医还不够，愿意到乡村工作的村医还需要有稳定性，要能在基层留得住，这样才能推进乡村卫生的可持续发展。

2. 村医具有发展的内在需求

村医的需求包括低级和高级需求。低级需求就是对于基本安全的需求，具体是指提高村医薪酬待遇，完善养老保障制度，提供安全的执业环境，建设风险分担机制。高级需求涉及精神层面的需求，是指村医职称合法化，社会各界对村医的职业尊重和职业认同，村医个人发展中个性化问题及追求自我实现的需求，村医职业发展需求。无论是低级需求还是高级需求，目前村医需求并未得到很好的满足。

3. 村医内外需求需达到平衡

外环境对于村医的需求以及村医自身的需求二者是相辅相成的，二者需要达到平衡才能真正推动村医队伍壮大，促进村医可持续发展。无论是从数量上还是质量和稳定性上来讲，村医内在需求的满足是满足外部需求的前提，村医自身需求得到满足可以很大程度上增强村医的稳定性，内在需求满足了，那么外部需求自然就迎刃而解了。在满足需求的过程中，需要政府在这一过程中发挥主导作用。

（二）村医的职业发展空间受限

职业发展是指个体建立并不断实现职业目标而进行的职业活动[113]。任何个体都期望职业发展顺利，并具有宽阔的职业发展通道。村医以其掌握的技能提供服务，获取主要生活来源。与专科医生相比，村医的职业发展空间受到阻隔，这既有个体原因，也有政策和环境的影响。

个体上，村医的总体基础能力相对较弱，医学技能知识的更新能力与接受能力较低。尽管当前也不乏订单培养医学生加入村医队伍，但能力还需提高。

政策环境上，我国规定乡村医师资格证书执业范围仅为村卫生室。虽然也有部分村医通过参加执业助理医师考试或者乡村全科执业助理医师资格考试并获取资格证书，拓宽了自己的职业通道。但这种形势并不乐观，获得执业助理医师或者乡村全科执业助理医师资格的村医数量偏少，证明村医的资格转化速度慢，这从每年国家卫健委发布的统计年鉴中村医资历构成也可以反映出来。

（三）职业发展空间受限的连锁影响

1. 影响职业认同

学者发现职业认同与职业领域研究中的其他因素存在一定的相关性[114]。例如，职业认同和职业发展支持之间存在显著正相关，而职业认同又会对职业倦怠、组织承诺、离职倾向等产生重要影响。前文讲到，村医被固化在半医半农、村卫生室的印象中，当前社会对村医的职业认同感不高，村医的自我职业认同也不强，与当前的村医职业发展不无关系。

2. 影响职业稳定

职业稳定是人们在某个职业或岗位上的持久性[115]，反映了社会成员在特定职业或工作岗位上继续就职的意愿或倾向性。Iverson 将职业稳定性的影响因素划分为组织因素（如组织环境、归属感）、个体因素（年龄、工作年限、性格等）、职业因素（如职业地位、职业发展等）、职业认同和工作满意度[116]。组织对员工的职业目标是否清晰、是否提供适宜的职业发展空间对于职业稳定具有重要影响。

二、拓宽村医的职业发展空间

要拓宽村医的职业发展空间，需要村医个体首先完善自我概念，梳理正确的职业价值观，客观、全面地认识自己的能力，制订清晰的职业发展规划和目标。随着乡村全科执业助理医师资格的实施，村医面临着由村卫生室上转至高一级的医疗机构（主要是乡镇卫生院）的机遇和通道，这是提高村医职业吸引力的重要途径，也是今后发展的一大方向。

各地在试行乡村全科执业助理医师政策时，可以尝试打破执业地点限制，为村医提供在乡级机构工作的机会。有些地方在村医队伍管理中，提出对符合相应条件的、达到一定工作年限的村医，允许其在上级机构（社区卫生服务中心或乡镇卫生院）开展工作交流，以拓宽职业发展空间。同时鼓励村医参加执业医师资格考试，通过获取更高执业资格向乡级以上医疗机构流动。

寻求更广的职业发展空间一直为人才所关注，对于目前集中在村级执业的村医来讲，上升到新机构提供服务是其重要的职业发展需求。随着今后定向农村医学生培养人数的不断增加，这一职业发展需求将更加凸显。另外，编制也是让村医看到职业发展的吸引力。在问卷中，我们发现超过 90%的村医表示愿意并希望通过职业化改革，有到乡镇卫生院工作的机会。同时，县域医共体是县乡村的统一结合体，医共体内部人、财、物统一管理，可以通过鼓励村医获得更高级别的职业资格并给予到上级机构从业的优惠待遇，促进医共体内部人员的有序流动，拓展村医的职业发展空间。通过打通乡村两级甚至是县乡村三级的职业发展通道，既给村医带来职业发展空间，也有助于提升职业认同及稳定村医队伍。

三、培训是村医能力提升的重要途径

当前在岗村医执业能力与国家要求的距离较大，难以满足农村居民日益增长的健康需求，对临床基本医疗技能需求较迫切，同时也需要提高基本公共卫生服务能力。因此，选择合适的培训方式，更有助于真正提高村医的能力。

（一）哪些是最适合村医的培训方式

表 6-4 显示，约 38%的村医选择专门培训，如由乡镇卫生院或县医院等上级机构组织的培训，他们认为此种培训更有针对性，时效快。通过对各年龄段、不同学历的村医调查发现，他们均认为专门培训和进修培训比较好。其原因是培训学员能及时与老师交流互动，且村医培训需要在现场进行技能操作及学习。网络培训在各个年龄段中的占比较低，主要是网络培训需要学员有较强的自主性以及熟练操作计算机。此外，约 17%的村医选择自学考试，其比例低的原因是他们认为自学考试太难。

表 6-4　不同年龄村医认为最适合自己的培训方式

项目		专门培训		进修培训		自学考试		函授		网络培训		合计/人
		人数/人	比例	人数/人	比例	人数/人	比例	人数/人	比例	人数/人	比例	
年龄分段	18~30 岁	62	48.44%	44	34.38%	8	6.25%	12	9.38%	2	1.56%	128
	31~40 岁	123	36.83%	111	33.23%	57	17.07%	26	7.78%	17	5.09%	334
	41~50 岁	158	32.44%	133	27.31%	110	22.59%	47	9.65%	39	8.01%	487
	51~60 岁	142	43.29%	80	24.39%	59	17.99%	23	7.01%	24	7.32%	328
	60 岁以上	89	39.56%	82	36.44%	25	11.11%	21	9.33%	8	3.56%	225
学历分段	初中及以下	139	44.98%	75	24.27%	39	12.62%	37	11.97%	19	6.15%	309
	高中	51	31.29%	38	23.31%	54	33.13%	14	8.59%	6	3.68%	163
	中专	299	37.80%	256	32.36%	136	17.19%	62	7.84%	38	4.80%	791
	大专	68	38.42%	63	35.59%	22	12.43%	11	6.21%	13	7.34%	177
	本科及以上	9	32.14%	15	53.57%	1	3.57%	2	7.14%	1	3.57%	28

（二）村医培训存在的问题

乡镇卫生院承担了主要培训任务，对村医能力的提升帮助有限。培训内容有限，大多都只培训公共卫生相关技能，没有重视急救和医疗能力以及信息系统操作的培训。

村医培训面临培训经费有限、财政投入不足的问题。目前许多省区市对村医培训重视程度不高，或者由于省级或县级财政的薄弱，没有办法为村医培训提供足够的经费。许多县市没有专项用于村医培训的经费。

此外，村医年龄结构制约了培训效果。由于许多村医年龄较大，接受知识的能力相对较弱，即使花费大量时间培训，也不易取得很好的效果。因此，如何选择合理的培训方式是今后需要考虑的重要问题。培训的目的一方面是提高村医能力，为百姓提供更优质的服务；另一方面，若今后有条件为村医提供到上级医疗机构工作的发展机会，自身具备较高能力必然是先决条件，培训便显得更加举足轻重。短时间培训很难全面提高村医能力，但若是长时间进修培训，虽然可以促使村医能力提升，但时间与工作的冲突抑制了他们参加进修培训的积极性。许多村医便由于收入问题表示不愿意接受脱产培训。

第七章 第三层要素：职业认同与职业稳定

第一节 村医的职业认同

一、村医职业认同的提出

（一）什么是职业认同

职业认同（professional identity）的概念源于心理学家 Erikson 的 "自我同一性" 理论。Moore 和 Hofman 认为，职业认同是个人对自身职业的肯定、吸引力以及与其他角色的融合的总评[117]；从群体角度，职业认同是一个职业群体中，成员共有的态度、价值、知识和信念。从职业认同的不同主体角度，我们可以划分为职业自我认同、社会认同和政策法律认同。

职业自我认同强调从个体和职业群体的自身角度对职业进行评价。职业自我认同可引申出职业认同感，是个体或群体对于职业的目标、社会价值等的观点，表明他们在多大程度上认为自己的职业角色是重要的和有吸引力的[118]。个体在长时间投入职业中，对职业内容、价值和意义，甚或是工作方法、工作环境等熟知的情景下，形成职业认同感[119]。社会认同和政策法律认同强调从职业群体外部看待一个职业的价值、重要性以及对该职业的肯定程度，它们对职业自我认同感产生深刻影响。

（二）村医的职业认同的内涵

职业认同通常是在回答 "我是谁" 的问题时产生的。在村医的职业建设中，需要全方位地提高职业的政策和法律上的认同、社会认同、自我认同，即从三个方面回答 "我是谁" 的问题。

一是政策和法律上对村医的职业认同。不仅表现在政策和法律等对村医职业和身份的认可、职业规范管理上，而且也表现在对与村医付出、社会价值相平衡的待遇和保障的满足上。该层面的职业认同要求自上而下改变对村医（如身份、职业等）的认识，从政策上首先肯定它是一种独立的社会职业，充分肯定村医在农村三级卫生服务体系中的门户作用，并且从法律和管理上不断完善村医职业的各项规定。

二是村医的社会认同。为形成村医的社会认同，需要改变我国管理体制内部（包括政府、财政、人事部门、卫生系统自身等）和外部（服务对象和社会群体）对村医的观念。

三是村医的自我认同。这是村医对自身工作的认知表达，是对村医角色的肯定程度[120]。自我认同是关键的心理状态和基点，潜在地鼓励村医履行职责。

在三个层面职业认同的相互关系上，村医的政策与法律认同、社会认同是村医职业自我认同的影响因素。在村医感知自身职业的社会认同感低的时候，会影响其工作投入和职业承诺，质疑甚至否定职业价值，因而减少个体的工作动力，带来村医队伍的不稳定[121]。同时，村医的自我认同也将影响到社会认同和政策法律认同。

（三）职业认同对村医工作状态的影响

研究表明，职业认同感会对员工忠诚、获得感等产生影响，是人们尽力完成工作，实现工作目标的基石。职业认同感对职业投入、情感承诺等产生影响，进而影响职业队伍的稳定性。

当前村医流失问题比较严重，在导致村医流出的各种因素中，村医的职业自我认同感低、村民和社会认可度差、缺乏政策和法律的职业认同都是非常关键的影响因素。职业认同低导致村医的组织承诺低，特别是对村医工作的情感承诺影响明显，继而带来持续承诺和规范承诺下降，最后表现为村医的流失。对此，有学者利用路径分析对村医职业认同、工作投入、工作嵌入和转行意愿的相互关系进行研究[20]。

本书研究显示，东部地区村医身份自我认同要高于中西部地区，这与当地村医政策改革密切相关。东部地区采取解决村医收入问题、养老保障，乡村医学生订单培养等系列改革，多项政策围绕村医队伍建设形成合力，带动村医的补充、管理、激励、退出等问题解决。反过来，村医自我身份认同高，村医职业逐步得以确立，又进一步带动了村医其他问题的解决。但总体而言，村医的自我身份认同状况不容乐观，自我定位和理想定位还存在较大的差距。

二、当前村医的政策与法律认同表现

村医是推动农村地区基层医疗服务和基本公共卫生服务开展、落实分级诊疗、实现健康中国战略不可或缺的群体，但半医半农使村医的身份处于尴尬境地。为进一步稳定村医队伍、保障农村地区医疗卫生工作的顺利开展，我国中央及各地政府自 2003 年至今，从执业准入、管理划分、待遇及养老保障、合理入编等方面相继出台多条法律、政策文件以明晰村医在我国卫生行业的地位。通过对近 20年相关法律、政策文件进行梳理发现，村医政策与管理的演变历程是一条从政策和法律上对村医职业逐渐认同的过程。

（一）职业许可：村医的执业资质和职业准入逐渐严格

《中华人民共和国执业医师法》第十三条规定："国家实行医师执业注册制度。"第十四条规定："医师经注册后，可以在医疗、预防、保健机构中按照注册的执业地点、执业类别、执业范围执业，从事相应的医疗、预防、保健业务。"由于经济、教育、地理等多因素阻碍，我国村医队伍学历通常较低、取得执业（助理）医师资格的村医比例小、缺乏正规教育培训等，村医很难达到国家要求的执业条件。为稳定农村基层医疗队伍建设，我国《乡村医生从业管理条例》提出"不具备前款规定条件的地区，根据实际需要，可以允许具有中等医学专业学历的人员，或者经培训达到中等医学专业水平的其他人员申请执业注册，进入村医疗卫生机构执业"，降低了对村医执业的要求。这是基于我国当时卫生人才和资源短缺，人民医疗卫生服务需求的满足程度较低尤其是农村地区缺医少药的现状，对村医执业资格要求的调整。当下经济发展、信息进步，村民也增高了对于村医的医疗水平要求。2015 年增加了乡村全科执业助理医师资格考试。

从政策对村医管理和执业要求的规定可以看出，随着政策的实施以及老一代村医的退出，新一代村医将不断缩小与医生执业资格的技术差距，对村医的执业管理也最终将过渡到《中华人民共和国执业医师法》来调整。村医队伍不断向执业资格靠近，反映出村医职业将以正规的职业准入要求，得到社会和政策认同。

（二）职业地位的认可：村医的功能日益清晰

在赤脚医生时期，村医的职业认同是比较强的。赤脚医生的工作投入、社会影响、工分制报酬方式等促进了社会对赤脚医生的认同[122]。自从 2003 年以来，随着新型农村合作医疗制度推行和村级卫生服务功能与地位的加强，国家对村卫生室和村医的功能建设日益重视，并从政策上引导和探索对村医队伍和服务行为的规范管理。国家的乡村管理一体化、乡村卫生服务一体化政策将村卫生室逐渐纳入乡镇卫生院统一管理。尽管在一体化过程中，村医未摆脱农民身份，但是村医的公益性、集体特征逐渐恢复，通过乡镇卫生院对村卫生室的六统一管制，村医的健康守门人作用更凸显，健康服务行为日益规范，社会对村医的职业认同逐渐回归并提升。

（三）职业保障的提高：国家逐渐解决村医的养老待遇问题

村医"不愿出"问题一直是影响村医队伍稳定建设的一大障碍。由于我国老一辈村医多在私人诊所行医，故国家并未将其纳入职业保险的范畴。部分地区老一辈村医因没有养老保障到退休年纪仍留守岗位，既不利于基层卫生健康水平的提高，也阻碍了新一代村医的进入。政府相关部门就村医养老和退出机制开始制定相关政策保障，村医养老成为基层卫生工作的重点之一。截至 2019 年，广西、甘肃、福建等 20 多个省区市均引导村医以灵活就业或事业单位身份加入城镇职工基本养老保险。

虽然目前多数省区市的村医是以灵活就业人员身份个人承担养老保险费用，但相较于过去的城乡居民养老保险，城镇职工基本养老保险是推动村医由半医半农转为"单位职工"的重要举措，并且随着国家政策的大力支持，全国各地将逐步推进村医养老保险职业化全面覆盖。

（四）编制问题的突破：一些村医被纳入编制，身份得到转变

一直以来我国村医基本属于私人性质而非国家编制人员，村卫生室类似个人诊所，收取看诊病人的就诊费用和药品费用。村医迟迟未考虑纳入编制一方面是由于村医教育背景以及医疗水平参差不齐难以满足国家对基层医疗卫生人员入编的要求，另一方面村医与入编员工不同，多数村医担任农民和医生双重角色，且没有固定的执业时间也没有单位归属，无法完成入编的程序。此外，改革开放以后，医疗行业的市场化也导致我国原本正向的诊疗流向逐步倒三角化，大医院规模扩张带来的虹吸效应使得基层医疗卫生逐步弱化，村医无法发挥健康守门人的作用，其在医疗体系中的地位未能受到重视。

《国家卫生计生委关于进一步完善乡村医生养老政策 提高乡村医生待遇的通知》（国卫基层发〔2013〕14 号）提出，可将取得执业（助理）医师资格的乡村医生纳入乡镇卫生院编制统一管理，其聘用为"县聘、乡管、村用"。虽然此文件于 2016 年宣布失效，但说明政府明确考虑过村医入编。这也体现了国家政策上的重要转变，中央层面日益重视村医的地位，希望通过养老保障以及入编等方式稳定村医队伍从而促进分级诊疗，扭转现阶段不合理的诊疗流向。2020 年《中共中央国务院关于抓好"三农"领域重点工作确保如期实现全面小康的意见》提出：允许各地盘活用好基层卫生机构现有编制资源，乡镇卫生院可优先聘用符合条件

的村医。该文件精神为村医入编的问题解决带来新的契机。

在国家政策的引导下，各省各地也从政策上促进村医入编，如湖北省宜昌市的定向委培大学生村医进入村医队伍的，给予解决编制；《省人民政府办公厅关于转发省卫生健康委卫生健康服务能力提升"八大工程"行动计划（2019—2022 年）的通知》（黔府办函〔2019〕12 号）中指出加强乡村医生队伍政策保障。按照"县聘院编乡管村用"的原则，将全省已获得乡村医生执业资格的村卫生室医务工作人员纳入县域医共体编制（备案制管理）。可以说，当前越来越多的省市明确出台村医入编政策。

鼓励有条件的地区开展"村医入编"是国家稳定村医队伍建设的重要举措，也是各地对有条件的村医身份的肯定，有助于提高村医的自我认同感和社会认同感。以往村医和乡村教师均属无编制、无保险的职业，国家教育制度的改革使乡村教师逐步纳入编制，也可享有职工保险。虽然村医养老保险逐步得到保障，但村医编制长期未有结果，导致社会甚至村医本人对村医是医还是农仍存疑问，致使居民对村医不信任，最终导致村医无法实现基层首诊，分级诊疗无从落实。

（五）职业身份的清晰：村医归为卫生技术人员，从法律上承认其职业地位

2013 年国家统计局"卫生和社会服务"中将卫生人员分为：卫生技术人员、村医和卫生员、其他技术人员、管理人员和工勤人员，此时村医尚未纳入卫生技术人员。在最新修订的《中华人民共和国职业分类大典（2015 年版）》[123]中"第二大类专业技术人员"明确将"乡村医生 2-05-09（GBM 20509）"归入"2-05（GBM 20500）卫生专业技术人员"类别，表明从国家法律层面已经认可乡村医生属卫生技术人员，与内、外、妇、儿等专科医生为同样地位。

因此，上述层面的村医政策演变都体现了国家政策及法律对村医身份的认同。虽然在现有条件下我国未能将村医全部收录编制，并未将其完全转变为职工身份，但从目前中央和地方政策的情况来看，随着待遇、养老、补贴、技术水平各方面的不断提高，村医与乡镇卫生院医生差距日益缩小，村医摆脱半医半农身份走向职业化道路，是必然的趋势。

三、农村居民对村医的社会认同

（一）就医便捷性和关系认同是主要的原因

基层卫生机构是农村居民主要的就医首诊机构，农村就诊患者选择基层就诊

的比例为 84.7%，高于城市就诊患者的 68.4%。村卫生室由于距离近的天然优势，成为农村居民的主要首诊机构。从居民健康需求和实际服务利用的角度看，村医服务具有便捷、费用低等优势，农村居民对村卫生室和村医岗位是认同的。

同时，在村落中，村民对村医的关系认同能有效提高社会对村医的职业认同。村医生活在村落中，与村民在共同的空间共同度过漫长的时光，他们与村民之间的关系与人际交往，除了工作特征外，更具有地缘甚至血缘特征。受到村落特殊人情和情感的影响，村医会将这份情感融于职业行为，村医不仅是医生，也是亲人。村医与村民之间的关系认同，表现在两者之间的行医治病、情感与生活交流等多方面[124]。村医了解每一位村民及其家庭情况、收入、家族病史、婚丧嫁娶等，村民也了解村医的家庭婚姻状况、宗族长辈、亲朋好友等状况。双方之间没有心理围墙，是一种开放的、不见外的沟通方式。

卫生服务调查显示，9.6%的患者表达了对村医的信赖，从而选择去首诊。项目组现场调查中总结了村民对村医日常提供健康服务的感受：除了方便、费用低外，最常听到的是亲切、熟悉。

村医的本土化是当前的主要特征，在本书研究的抽样中，74.12%的村医为本村人，西部地区更为明显，甘肃为 85.77%，四川则高达 98.39%。即使不是本村人，大部分也以本乡非本村的村医为主，占 19.92%，两者的来源合计占约 94.04%。村医来源为外县的比例很低，仅占 0.45%，见表 7-1。

表 7-1　不同地区村医本村化构成情况

地区	本村人		本乡非本村		本县非本乡		外县		合计/人
	人数/人	比例	人数/人	比例	人数/人	比例	人数/人	比例	
总计	1157	74.12%	311	19.92%	86	5.51%	7	0.45%	1561
浙江	132	52.80%	74	29.60%	42	16.80%	2	0.80%	250
KQ	68	80.95%	11	13.10%	5	5.95%	0	0	84
TX	64	38.55%	63	37.95%	37	22.29%	2	1.20%	166
江苏	236	74.92%	68	21.59%	10	3.17%	1	0.32%	315
JR	181	72.98%	58	23.39%	9	3.63%	0	0	248
SY	55	82.09%	10	14.93%	1	1.49%	1	1.49%	67
湖北	222	61.50%	120	33.24%	17	4.71%	2	0.55%	361
MC	136	59.91%	81	35.68%	9	3.96%	1	0.44%	227
JS	86	64.18%	39	29.10%	8	5.97%	1	0.75%	134
安徽	99	78.57%	20	15.87%	5	3.97%	2	1.59%	126
TL	45	71.43%	15	23.81%	2	3.17%	1	1.59%	63
HN	54	85.71%	5	7.94%	3	4.76%	1	1.59%	63

续表

地区	本村人		本乡非本村		本县非本乡		外县		合计/人
	人数/人	比例	人数/人	比例	人数/人	比例	人数/人	比例	
甘肃	223	85.77%	26	10.00%	11	4.23%	0	0	260
LX	162	88.04%	17	9.24%	5	2.72%	0	0	184
DX	61	80.26%	9	11.84%	6	7.89%	0	0	76
四川	245	98.39%	3	1.20%	1	0.40%	0	0	249
WC	32	96.97%	0	0	1	3.03%	0	0	33
HS	114	100.00%	0	0	0	0	0	0	114
MX	99	97.06%	3	2.94%	0	0	0	0	102

（二）需方对村医的职业能力认同较低

农村居民对村医的心理认同度较高，绝大多数村民对于村医的服务态度较为认同，认为村医较有耐心。在肯定村民对村医的岗位认同和关系认同的同时，我们也发现村民对村医的职业能力认同较低的现实，特别是村医技术水平是居民对村医的认同度不高的重要原因。

相比于城市卫生机构，乡村两级的服务能力水平落后。乡镇卫生院主要应对常见多发疾病的治疗，且药品较少；村医队伍的执业能力不高，影响着村医职业功能的发挥。调查显示，87.2%的村医自认为可较好地处理常见多发疾病，90.5%的村医可以进行肌肉注射，87.3%的村医能进行静脉输液，71.0%的村医表示可提供转诊服务。同时，村医工作需要具备护理、公共卫生、临床等多方面技能，但实际中并不是所有的村医都可以同时开展基本医疗和基本公共服务。

村医职业功能发挥现状导致了较低的村民满意度：基本医疗服务水平满意度为 74.0%，公共卫生服务满意度 70.5%。受到能力限制，导致部分村民将村卫生室当作药房直接购药，而不是经历先诊疗后开药的规范就诊过程。

四、社会对村医职业缺乏认同

这些职业不认同的观点既由村医半医半农身份导致，部分也源于村医队伍的质量与问题。一直未解决的半医半农身份降低了社会对村医的职业认同，又给村医的待遇和社会保障等问题解决造成障碍，如一些地方以个体行医、非单位职工为由拒绝村医参加城镇职工基本养老保险，更是进一步拉低了社会认同感和村医的自我职业认同。社会上甚至对村医队伍的存在必要性开始质疑，他们从卫生服务的公平性、质量、生命与健康等方面，提出村医对现代健康需求的不适应性。

五、村医的自我认同

在赤脚医生时代，当时的农村健康守门人对自己岗位职责和功能认识非常明确，他们在农村健康维护中具有地位和权威，社会和人民群众对赤脚医生的信赖度都很高。但从 20 世纪 80 年代开始一直到 2003 年，村医处于以基本医疗为主的自谋生计阶段，承包村卫生室或开办个体诊所，以基本医疗收入为主要经济来源，该阶段对村医的公共卫生功能的内容和数量没有强制性规定。因此，村医将主要功能定位于基本医疗服务的提供。

在村医管理的系列改革中，村医的岗位性质一直未能明确，农村医疗和健康信息资源不断丰富，村医的技能水平和社会地位受到威胁。在村民对村医的信任感逐渐下降的过程中，村医对自己功能的认知与评价也大大下降。部分村医将自己定义为医生，履行职责，发挥基本医疗服务和基本公共卫生服务的功能。一些村医将自己定位于半医半农，大约 10%的村医干脆认为自己就是个农民。村医对自己的身份定位影响其工作投入和工作嵌入，也影响其功能发挥。

本部分主要从村医自我视角出发，结合 6 省 1445 名村医问卷调查数据和关键知情人访谈定性分析，对村医的自我身份认同现状以及影响因素进行分析和探讨[125]。

（一）村医自我认同的现状

从村医身份的自我定位情况看，约 48%的村医将自己当前的身份定义为医生，44.01%的村医认为自己半医半农，7.64%的村医认为自己是个农民。同时询问村医心目中的理想身份，85.30%的村医认为应该是个医生，14.70%的村医认为村医继续保留半医半农的身份，见表 7-2。

经对比发现，村医的理想状态和现实状态的差距较大。在浙江地区，村医的自我定位和理想定位比较符合，如 KQ 村医的自我定位与理想定位为医生的均在 97%左右，而 TX 村医的自我定位与理想定位为医生的比例相对较低，在 70%左右。在江苏地区，JR 与 SY 对于村医的理想定位为医生的占比均高于其自我定位为医生的占比。湖北、甘肃、安徽和四川对于将村医定位于医生的愿望比例（80%～94%）远远高于将自己定义为医生的比例（24%～55%）。他们存在改变村医身份定位的强烈愿望。

表 7-2　不同地区调查对象对村医理想身份的看法

地区	医生		半农办医		合计/人
	人数/人	比例	人数/人	比例	
总计	1323	85.30%	228	14.70%	1551
浙江	203	81.53%	46	18.47%	249
KQ	83	98.81%	1	1.19%	84
TX	120	72.73%	45	27.27%	165
江苏	290	92.65%	23	7.35%	313
JR	233	94.33%	14	5.67%	247
SY	57	86.36%	9	13.64%	66
湖北	309	87.29%	45	12.71%	354
MC	196	88.29%	26	11.71%	222
JS	113	85.61%	19	14.39%	132
安徽	118	94.40%	7	5.60%	125
TL	56	90.32%	6	9.68%	62
HN	62	98.41%	1	1.59%	63
甘肃	204	77.86%	58	22.14%	262
LX	141	75.40%	46	24.60%	187
DX	63	84.00%	12	16.00%	75
四川	199	80.24%	49	19.76%	248
WC	28	84.85%	5	15.15%	33
HS	113	99.12%	1	0.88%	114
MX	58	57.43%	43	42.57%	101

在村医对自我身份定位的依据中，收入来源、工作时间分配和社会定位为三大主要依据。67.27%的村医认为收入来源决定了身份定位，见表 7-3。四川的31.20%村医将工作时间分配情况作为第一判断依据，根据前文对工作时间的分析得知，四川 31.33%的村医每天 5 小时以内工作时间，其他时间从事农业活动，因此该地区将自身定位于农民或半医半农的比例远高于其他地区。

表 7-3　村医自我定位第一判断依据的选择分布

自我定位	收入来源		工作时间分配		社会定位		其他		合计/人
	人数/人	比例	人数/人	比例	人数/人	比例	人数/人	比例	
医生	487	67.27%	139	19.20%	96	13.26%	2	0.28%	724
半农办医	416	62.93%	91	13.77%	143	21.63%	11	1.66%	661
农民	60	56.60%	15	14.15%	29	27.36%	2	1.89%	106
总计	963	64.59%	245	16.43%	268	17.97%	15	1.01%	1491

（二）村医职业自我认同的促进

1. 以稳定职业收入促进职业自我认同

本书研究发现，收入问题是影响村医身份定位的一个主要因素，收入越高，村医认为自己是医生的比例就越高。从调查中得知，村医收入占村医年收入的88.89%，是其主要收入来源。当前村医收入主要采取政府补助方式，按照服务人口数量，分诊疗费补助、基本公共卫生补助、基本药物补助和村卫生室运营补助四大块发放。和当地村民相比，村医收入没有优势，甚至处于较低水平。调查中发现，在一些村医收入较低的地区，部分村医放弃村医职业而选择外出打工。还有一些村卫生室本来有2个村医，但由于服务人口数较少，能拿到的政府补助有限，无法支撑两个村医的生活，因此只能采取轮换制，按年交替承担村医职责。

按照马斯洛的需求层次理论，当村医连基本的生理需求都满足不了时，他们内心真正关心的和他们从事什么样的工作根本就没有关系[3]。因此，提高村医的收入可以提高他们的身份认同。当然村医的收入受地理条件、当地政策、人口密度、医生的技术水平等多种因素的影响。

东部地区经济比较发达，是外出流动人口的主要聚集地，而中西部地区大多是留守老人和小孩，这势必会造成收入上的不等。笔者认为，当前以工作量作为村医收入的标准，不能切实反映村医的劳动价值和劳动付出。根据亚当·斯密的公平理论，村医对其工作收入的不公平性的比较会直接影响其工作行为和工作态度，因此，政府应采取适宜的方式确定村医收入待遇标准，在加大对农村机构经费投入的同时，根据各地的实际情况建立地区差别化的收入政策，完善村医的薪酬分配机制，稳定村医的收入来源，提高村医的合理收入。

2. 改变职业属性，提高职业认同

一直以来，土地问题是影响村医身份问题的一大障碍。实际上本书研究也发现拥有土地并且从事农业活动的村医更倾向于认为自己是半医半农。80%的村医认为从事农业活动对村医工作产生影响，特别是西部的甘肃和四川等省份普遍反映，在农忙季节村医大部分时间花在田地里。但是随着城镇化步伐的加快，靠种地为生的农民会越来越少，村医对土地的时间投入也会逐渐减少，加上村医工作内容和工作强度的加大，他们大多没有时间去种田。

从本次调查数据来看，大约有67.88%的村医的工作时间是在8小时以上，月工作时间都在28天以上，这意味着村医实际上就是全日制的医生，而不是传统意

义上的半农半医。如果继续用"农与非农"来界定村医的身份，将严重阻碍村医问题的解决。村医为农村的基本医疗服务做出了不可磨灭的贡献，国家应充分肯定村医的付出和社会价值，将其明确定位为真正的医务工作者，打通村医的职业通道，提升他们的职业自豪感和满足感。

3. 以职业能力和服务提升提高职业社会认同

在全国农村，村医的年龄总体偏大，新晋医生明显不足且年龄分布上存在明显的断层。通过多年的队伍建设，村医年龄老化、学历层次低下状况并没有得到很好的改善，这与国家对村医的身份定位不清、职业发展规划缺乏直接相关。

政策的缺失使村医在职称、教育、待遇等方面的问题都没有很好地解决，从而影响村医的职业认同[126]。调查结果显示，25 岁以下的村医对自己医生身份的认同度较高，但这部分人群占总人群的比例很低。同时发现，村医自我身份认同感随学历层次升高而上升。随着乡村卫生一体化管理的逐步实施，村医需要掌握多方面的技能，且调整村医的年龄结构，加强学历教育和培训，提高其执业能力是首先需要解决的问题。

第二节　农村医学生的订单培养

一、我国农村医学生的订单培养政策

为农村订单定向免费培养医学本科生，是加强农村基层卫生队伍建设的重要举措，是提升农村基层医疗卫生技术服务能力的重要途径，也是村医能够拥有一支稳定来源的职业队伍的重要保障。2010 年，根据《以全科医生为重点的基层医疗卫生队伍建设规划》，为做好农村订单定向医学生免费培养工作，国家发展和改革委员会等部门印发《关于开展农村订单定向医学生免费培养工作的实施意见》，提出"从 2010 年起，连续三年在高等医学院校开展免费医学生培养工作，重点为乡镇卫生院及以下的医疗卫生机构培养从事全科医疗的卫生人才"。通过"政府买单、按需培养"的模式，重点解决乡镇卫生院及以下的医疗卫生机构的全科医疗卫生人才短缺问题，以形成一支数量适宜、质量较高、结构合理，适应基本医疗卫生制度需要的基层医疗卫生队伍。

农村基层医学生的订单定向培养涉及培养的学历层次、培养经费、经费拨付方式、规范化培训、毕业去向等一系列问题。各地区应根据实际情况，开展面向基层的订单定向人员培养[127]。

1. 学历层次和专业

国家提出订单培养医学生的学历层次分为 5 年制本科和 3 年制专科，以 5 年制本科为主，具体结合各地的农村医学发展状况落实。3 年制专科主要面向乡镇卫生院以下的医疗卫生岗位，如村卫生室，专业上以临床医学、中医学、预防医学等为主，另外部分省区市还包含麻醉学等特殊需求专业。

在东部地区的浙江和江苏、中部地区的安徽，均较早开展农村医学生的订单培养。浙江省经济发展比较快，村医收入相对较高，在 2009 年刚开始实施订单定向培养工作时只有专科学历的培养，2010 年开始扩展到本科，2013 年本科招生人数开始超过专科人数，培养层次逐步从专科过渡到本科。江苏徐州于 2016 年开始了本科学历的培养，至 2021 年共有 552 名麻醉学、临床医学、预防医学专业的毕业生。西部地区如四川雅安订单定向培养学生则主要是中专学历教育和专科学历教育。

也有部分省区市的农村医学生订单定向免费培养起步较晚，如辽宁在 2016 年首次启动，至 2019 年，该省主要还是以临床医学专业专科（三年制）为定向培养专业。

2. 毕业去向

教育部等六部门《关于进一步做好农村订单定向医学生免费培养工作的意见》中强调：3 年制专科主要面向乡镇卫生院以下的医疗卫生机构和欠发达地区乡镇卫生院医疗卫生岗位。县（区）卫生健康部门根据免费医学生毕业时间，提前预留岗位。学生毕业后，参加当地的招聘考试。

基于当前农村医学生的整体缺乏状况，目前订单培养学生更多留在了乡镇卫生院，甚至有少数毕业生被虹吸到县级医疗机构。通过地方实际调研发现，当地机构与学生签订订单培养合同时，一般都没有明确是去乡村哪级机构，而是以招聘考试成绩为依据，按成绩由高到低的顺序，并可优先在拟聘用人员的乡镇卫生院就业。如此一来，最后落实到村卫生室工作的订单培养医学生，无论是数量还是相对质量，都无法与乡镇卫生院相比。

3. 培养经费

采取"二免一补"的方式，即免除学费、免缴住宿费、享受适当的补助生活费。部分省区市采取总额控制的方式，如辽宁 2019 年政策规定三项费用总计每年 1 万元。无法正常毕业的，须退还在学期间减免的相关费用。

各地经费拨付的方式存在差异，一些地方如浙江、四川雅安采取分期拨付的形式。例如，在浙江，学员在校期间按补助总额的 40% 支付，毕业到岗后一次性补助剩余部分。四川雅安每年补偿金额根据服务年限和考核情况，依次按照补偿总金额的 30%（第 1 年）、30%（第 3 年）、40%（第 6 年）的比例分期拨付。经费分期拨付在一定程度上增强了对订单培养学生的制约作用，鼓励其按照合同完成规定服务年限。

4. 资格要求

资格要求分为报名要求和毕业后岗位要求。报名资格上，学生需要参加当年的普通高考，投档成绩需要达到相应批次控制分数线；需要拥有县（区）范围内的户籍，甚至有些地方还规定为农村户籍。

订单培养医学生毕业后进入基层医疗机构工作，需要具备相应的执业资格。为此，各省区市对订单定向培养学生取得执业资格的时间有限制，一般规定为 6 年。到期限未取得执业资格的，将采用解除聘用关系和延期方式，并退还已享受的各种补偿费用[128]。

5. 违约处理

订单定向学生能否按规定履约，直接关系到国家免费医学生政策效果和农村基层医学人才的补充，需要引起足够的重视。通过对各省区市的订单医学生违约政策分析，对那些违约医学生的主要惩罚方式是要求他们退还所减免的费用、赔偿违约金以及将违约行为计入诚信档案。安徽较早在违约责任方面做出探索，从经济赔偿、职业发展、诚信档案等多方面对违约的学生做了限制，违约学生进入事业单位系统、住院医师规范化培训黑名单，并与执业注册以及专业技术职称报考、晋升、聘用挂钩，编制内管理的按照自动离职处理，在一定程度上能够减少订单定向学生的违约问题[129]。

6. 职业发展

农村订单定向免费培养医学生的职业发展空间是大学生职业选择的考虑因素之一。编制对于订单定向学生吸引力相对比较强，增强了职业的稳定性。很多地方为了增强政策吸引力，优先保证定向医学生招聘备案和编制需求。"县管乡用"对订单医学生也具有一定的政策优势，特别是对于留在村卫生室工作的学生，该政策将其与村医身份相区别。

另外，各地还开展了一些实际探索。在服务年限内，安徽允许农村订单定向免费培养医学生在乡镇卫生院之间流动，但不得考脱产专升本或研究生。甘肃在农村订单定向免费培养医学生进修职称培训方面予以倾斜；湖北宜昌规定农村订单定向免费培养医学生服务年限满后可以在本县（市、区）范围内流动；

浙江农村订单定向免费培养医学生报考卫生服务机构公开招聘的工作人员时，实行优先聘用[130]。这些政策都给农村订单定向免费培养医学生以广阔的职业发展空间。

二、农村医学生订单培养的实践整理

表 7-4 对全国主要省市的农村医学生订单培养政策做了整理，从学历层次、招生对象、培养经费等方面予以细分，并列出代表地区。整体而言，地方农村医学生订单培养政策受到地方经济、医学教育力量、农村基层岗位吸引力等综合影响。地方之间的政策起点不同，发展速度也不一样。

表 7-4　我国部分省市订单培养政策整理

指标	具体内容	代表地区
学历层次	①本科 ②专科 ③中专	①+②：浙江省、安徽省、湖北省、江苏省 ②：甘肃省、河北省 ③：四川省 YA 市
招生对象	①应届高中毕业生 ②初中毕业生 ③跟师学徒人员 ④中专毕业生	①：浙江省、安徽省、江苏省 ①+②：四川省 YA 市 ③+④：湖北省 JS 县
培养经费	①省级财政（民族地区专项经费） ②市、县（区）财政分摊 ③省、市、县财政负担	①：四川省民族地区 ②：湖北省、浙江省 ③：甘肃省、安徽省
培养经费拨付方式	①基层服务年限内分期拨付给学生在校费用 ②学生免费上学，各级财政全额交付学校培养费 ③在校补助一部分，毕业到岗后补助一部分	①：四川省 YA 市 ②：湖北省宜昌市、江苏省 ③：浙江省（40%，60%）
未能正常毕业	①退还已享受的减免教育费用和生活补助 ②延续学年内的相关培养费自付（延期毕业）	①+②：安徽省 ②：浙江省 KQ 区
规范化培训	①本科三年 ②专科两年 ③专科一年 ④中专一年	①+②：湖北省、浙江省、安徽省、江苏省 ②：河北省 ③+④：四川省 YA 市
执业资格	①执业医师 ②执业助理医师	安徽省：服务期内，免费医学毕业生执业医师证书上注明"乡镇定向 6 年"字样
规定时间未取得执业资格	①解除聘用合同 ②归还已享受的补偿费用 ③顺延时间，不计入服务年限，费用自付 ④连续三年未能取得执业（助理）医师资格的，予以解聘	①+②：四川省 YA 市 ③：安徽省、湖北省 ④：浙江省 KQ 区、TX 县

续表

指标	具体内容	代表地区
毕业去向	①乡镇卫生院 ②村卫生室 ③乡村统筹（"县聘乡管村用"）	①：安徽省 ②：河北省 ①＋②：浙江省、四川省 YA 市、甘肃省 ③：湖北省 YC 市
编制	①有编制 ②合同聘用制	①：四川省 YA 市；浙江省（"招录与招聘并轨"） ②：安徽省、江苏省
服务年限	①5 年 ②6 年 ③不少于 5 年 ④6 年以上	①：湖北省 YC 市 ②：四川省 YA 市、安徽省 ③：浙江省 ④：河北省、江苏省
违约处理	①退还减免的费用 ②赔付违约金 ③记入诚信档案 ④记入省级公务员、事业单位人员系统黑名单 ⑤记入住院医师规范化培训系统黑名单 ⑥与执业注册以及专业技术职称报考、晋升、聘用挂钩 ⑦退还培训期间的培训相关费用，并按其总额的50%缴纳违约金 ⑧培训期间违约的，视为住院医师规范化培训/助理全科医生培训考核不合格 ⑨进入编制管理的按自动离职处理，服务年限不作为连续工龄	①＋②＋③：四川省 YA 市（50%减免金额作为违约金） ①＋②＋③：湖北省、江苏省 ①＋②＋③：浙江省（3 倍减免金额作为违约金） ①＋②＋③＋④＋⑤＋⑥＋⑦＋⑧＋⑨：安徽省
职业发展	①服务期满后可以在本县（市、区）范围内流动 ②服务年限内允许在乡镇卫生院之间流动 ③服务年限内不得考脱产专升本或研究生 ④报考原卫生服务机构公开招聘工作人员时，实行优先聘用 ⑤进修培训、职称培训等方面予以倾斜	①：湖北省 YC 市 ②：江苏省 ②＋③：安徽省 ④：浙江省 ⑤：甘肃省

注：表格中"代表地区"中的序号，对应"具体内容"中的序号

三、调研地区的农村医学生订单培养情况

（一）生源情况

选择订单定向培养的学生大多为农业户口，尤其是在四川。调查显示，家庭居住地以乡村两级为主，四川学生中 47.8%的学生来自村组，有 31.0%的学生来自乡镇。浙江来自乡村两级的学生也占到 55.2%。家庭成员的工作内容影响到订单医学生的选择。四川 21%的学生家里有人从事医疗行业，其中 10%左右的学生家庭有人从事村医。

表 7-5 显示了对于选择订单定向培养的原因分布，前三位依次是自己有志于从事基层医疗卫生工作、就业有保障、家庭经济困难。学生因自己的个人志愿而选择订单培养，以在未来服务于基层卫生，这对于村医队伍的稳定性来讲是个良好的信号。

表 7-5　选择订单定向培养原因

原因	四川			浙江		
	农业户口	非农业户口	合计	农业户口	非农业户口	合计
1. 家庭经济困难	16.09%	14.81%	15.79%	6.57%	2.92%	15.93%
2. 父母的决定	4.60%	14.81%	7.02%	21.21%	27.74%	7.08%
3. 自己有志于从事基层医疗卫生工作	34.48%	40.74%	35.96%	21.21%	12.41%	36.28%
4. 就业有保障	20.69%	11.11%	18.42%	30.81%	36.50%	17.70%
5. 高考分数原因或调剂	1.15%	0	0.88%	10.10%	10.95%	0.88%
6. 受身边订单培养学生的影响	9.20%	11.11%	9.65%	5.05%	3.65%	9.73%
7. 其他	13.79%	7.41%	12.28%	5.05%	5.84%	12.39%

（二）就业调剂意向与违约意向

1. 调剂意向

订单定向培养学生的调剂意向主要是县内调剂，四川为 78.90%，浙江为 42.77%。但是四川比例高于浙江，主要是由于四川本土化倾向较高，招生对象主要面向乡村两级学生。因此，对于订单定向培养学生的招收对象可以打破村落或乡级界限，实现在县域内统筹招生。

2. 违约意向

四川 65.79% 的学生表示将来一定会履约，而浙江仅 35.44% 的学生表示一定会履约，有 54.95% 的学生表示可能会履约。

（三）期望收入与职业发展

通过询问订单定向培养学生"对未来工作的期望"发现，学生首先回答的是提高工资待遇，其次是职业发展，如职称晋升上的政策倾斜。浙江和四川都有超过 50% 的人希望工资能与上级医疗机构的工作人员持平。特别是对到村卫生室工作的情况，学生最关注的事情也是经济收入和发展前景，见表 7-6。待遇直接决定了订单培养政策的吸引力。浙江等地经济发达，村医收入待遇较好，因此每年的定向培养都能吸引不少人。但在安徽、甘肃等经济不发达地区，在 2015 年之前定向培养名额往往不能招满。

表 7-6　订单培养学生的工作期望

项目		四川		浙江		合计	
		人数/人	比例	人数/人	比例	人数/人	比例
政府支持方面	提高工资待遇	80	70.18%	227	68.79%	307	69.14%
	职称晋升上的政策倾斜	9	7.89%	44	13.33%	53	11.94%
	服务期满后的流动支持	6	5.26%	24	7.27%	30	6.76%
	提供周转房等生活方面的政策	1	0.88%	8	2.42%	9	2.03%
	进修、培训等方面的支持	18	15.79%	26	7.88%	44	9.91%
	其他	0	0	1	0.30%	1	0.23%
在村卫生室工作最关注的事	经济收入	39	34.21%	151	45.48%	190	42.60%
	发展前景	63	55.26%	127	38.25%	190	42.60%
	工作环境	6	5.26%	39	11.75%	45	10.09%
	生活环境	1	0.88%	7	2.11%	8	1.79%
	家庭发展	3	2.63%	7	2.11%	10	2.24%
	其他	2	1.75%	1	0.30%	3	0.67%
希望收入与其持平的人员	乡村教师	5	4.63%	14	4.43%	19	4.48%
	乡镇卫生院工作人员	35	32.41%	56	17.72%	91	21.46%
	县级医疗机构工作人员	24	22.22%	150	47.47%	174	41.04%
	县乡公务员	24	22.22%	88	27.85%	112	26.42%
	其他	20	18.52%	8	2.53%	28	6.60%

对于职业的未来发展，四川分别有 48.25%和 28.95%的人打算农村服务期满后到上级医疗机构工作和继续学习深造，浙江有 53.64%的人希望服务期满后到上级医疗机构工作，有 27.27%的人目前还不确定。两省学生中明确表示服务期满后继续担任村医的占比分别仅 2.63%和 5.15%。可见，很多学生将订单培养当作在高考失利下谋得未来职业的跳板。

四、村医订单定向培养中的问题

订单定向培养是将来为村级医疗机构引进人才的主要方式，但就目前来看，与理想状况存在差距。社会上也有不少人士对农村医学生订单培养人才的稳定性感到担忧。

1. 如何让学生能够落地到村卫生室就业

调查发现，通过订单培养，毕业后能够到村卫生室工作的学生非常少。目前来说，很多地方乡镇卫生院自身面临人力资源短缺问题，定向培养学生只能应乡镇之急。此外，许多地方虽然有乡村一体化管理的政策，但卫生院对村卫生室没有实权，没有利益共享机制。两者之间甚至还维持着竞争关系。让乡镇卫生院忍痛割爱，把订单定向培养医学生放手让给村卫生室，还有难度。

但是在浙江等地，由于乡村一体化的实质性促进比较明显，村卫生室作为乡镇卫生院的派出机构，乡镇卫生院院长对招到卫生院的人才实行统一调配，部分毕业生来到村卫生室执业。

2. 与农村居民健康水平相比，订单培养学历层次较低

尽管这几年陆续有一些省区市开始了本科生的学历教育，如江苏等，但是从全国来看，还是以专科为主，部分地区还延续了中职教育。对于村医定向培养的门槛问题，需要考虑以专科还是本科为培养途径哪个更合适的问题。就村医岗位特征而言，专科似乎更符合实际需求。但中专招生条件宽、入学标准低，这部分人以后考取执业医师资格难度更大。如果以大专为入口，大专生毕业后进入村级医疗机构的意愿又相对较低，能否沉得下去是一大问题。

3. 培养内容需要与农村基层卫生服务需求相适应

当前的农村医学生订单培养以临床专业学生为主，但是公共卫生工作在乡村两级尤其是村一级非常重要，与百姓健康息息相关，具备公共卫生专业知识的人才也格外紧缺。在培养内容上，需要与农村环境、农村需求更好地结合起来，让医学生较早地认识、了解未来的工作岗位和环境特征，打好知识基础和心理基础。

对此，县（区）卫生机构需要与医学生培养教育机构做好沟通，更多地参与到本县农村订单医学生的培养计划指定、培养过程参与、培养质量干预等环节中，定期与学生面对面交流。同时参考借鉴国外对于乡村医学教育计划、人才培养项目中的做法，探索出适应我国农村地区的乡村医学生培养模式，更好地打出医学生基层就业的稳定牌。

4. 岗位吸引力不足等带来的稳定性问题

订单定向培养学生若要到村卫生室工作，最关心的是待遇和职业发展的问题。但政府财政无法保证他们将来必定可以获得心目中的理想待遇。同时村卫生室地处偏远、交通不便、环境较差的问题，也实际影响着年轻人的选择。除此之外，村医是否具有未来职业的上升通道也是需要他们考虑的重要问题。尽管为村医提

供转向上级医疗机构的政策倾斜可以吸引学生到村级医疗机构工作，但是农村卫生人才的配置还是需要以保障乡村两级的卫生人才需求使用为基础。

同时，订单定向培养医学生的违约成本也直接决定了毕业生的就业稳定性。目前对于违约的制约大多停留在物质赔偿，如退还培养期间所减免的费用、赔偿违约金等。对于经济支付能力较强的家庭，违约赔付的制约力度不够。因此在签约时，除经济上的赔付，应设计其他制约违约行为的措施，如几年内禁止在县内或省内医疗机构从业等。

5. 为更多有可能成为村医的群体提供接受教育的机会

我国目前在很多经济相对落后地区，有一部分家庭继承或跟师学徒的村医，他们有一定技能但理论知识较为薄弱，可以考虑将这部分人作为订单定向培养的生源之一，如在湖北宜昌、恩施等地招收了这样一些人进行学历教育，给予一定优惠，毕业后回到指定的村级医疗机构工作。相对大学毕业生，这些人的稳定性更强，落户于农村的决心更大。

第三节　村医的职业稳定与促进

职业稳定反映了个体在职业或岗位上的持久性，它首先是一种离职倾向性，并影响着职业行为，最终发展为离职行动。村医的职业稳定性影响因素众多，如个体因素，有学者提出女性村医的稳定性要高于男性[131]；有职业与环境因素，如职业待遇与保障、职业地位与认同、职业发展空间等。在这些因素的综合影响下，村医的队伍稳定性不高，流失倾向比较严重。

一、村医职业稳定性的主要问题

1. 村医离岗意愿较高，整体满意度较低

村医的离岗意愿较高，特别是中西部地区，与当地政府政策相关。地方政府落实国家政策及时到位的，村医坚守岗位的倾向就比较高。例如，访谈中发现甘肃地区由于各项政策（补助、养老、退休政策）开展较好，因此村医坚守岗位意愿相对较好。但也有一些地方由于多方原因，对国家村医的政策处于未开展状态，导致81%的村医想放弃。从年龄分布来看，40岁以下年轻村医离岗意愿相对较高，说明各地面临年轻村医人才留不住的问题。

2. 村医队伍青黄不接，队伍整体呈现萎缩趋势

排除因退休原因的村医流出情况，村医队伍总体趋势为流出人口大于流入人

口，整体呈现萎缩趋势。由于我国村医队伍老龄化严重，村医年龄大，不仅不能有效履行职责，也带来更大的医疗风险。根据各地调研情况，地方政府陷入两难境地：既愿意出台政策，解决老龄村医的退出问题；但同时也担忧现有老龄村医退出岗位后是否有人接班的问题。

二、村医的流失倾向

从村医离岗意愿地区分布上看，调查发现 41.89% 的村医想过放弃村医工作。中部地区村医离岗意愿最高，湖北约为 50.97%，安徽约为 62.60%。东部地区的离岗意愿相对较低，浙江为 28.80%，江苏为 38.22%，但也不容忽视（表 7-7）。从年龄角度分析，除 60 岁以上村医外，各年龄段放弃职业意愿基本相近。但更需要重视 31～40 岁年龄段的村医，他们的离岗意愿占 49.26%。

表 7-7　不同地区村医是否想过放弃村医工作的分布情况

地区	想过放弃		未想过放弃		合计/人
	人数/人	比例	人数/人	比例	
浙江	72	28.80%	178	71.20%	250
江苏	120	38.22%	194	61.78%	314
湖北	184	50.97%	177	49.03%	361
安徽	77	62.60%	46	37.40%	123
甘肃	83	31.44%	181	68.56%	264
四川	117	47.37%	130	52.63%	247
总计	653	41.89%	906	58.11%	1559

三、村医队伍的流入和流出情况

流入和流出反映了人力资源队伍的新陈代谢情况。其中，流入反映了村医队伍的补充能力，流出则反映了村医的流失状况。如果流出大于流入，说明人力资源队伍无法得到及时补充，村医队伍面临极大的稳定性压力。本部分对 36 个乡镇所辖村的所有村卫生室 2010～2015 年村医的流入流出数据进行了分析。

（一）人员流出的情况

流出村医的平均年龄为 54.04±14.39 岁。东中部地区流出较多；60 岁以上流出占 55.22%，40 岁以下流出人员占 22.26%。大部分省区市的流出村医为 60 岁以上，江苏流出村医年龄段主要集中在 51～60 岁，占 55.19%。

表 7-8 是对 60 岁以下村医流出情况的分析。在获得资料的 359 名 60 岁以下流出人员中，大专及以上学历占 27.51%，执业（助理）医师资格占 28.13%。重点对 40 岁以下的流出人员进行分析发现，大专及以上学历占 85.42%，执业（助理）医师资格占 71.72%，这反映了年轻的离岗人员整体水平和素质较高。

表 7-8　60 岁以下离岗人员的执业资格、学历与年龄分段分布

指标		合计人数/人（占比）	18～30 岁人数/人（占比）	31～40 岁人数/人（占比）	41～50 岁人数/人（占比）	51～60 岁人数/人（占比）
离岗资格	执业（助理）医师	99（28.13%）	19（19.19%）	52（52.53%）	23（23.23%）	5（5.05%）
	护士执业资格	30（8.52%）	21（70.00%）	8（26.67%）	1（3.33%）	0（0）
	乡村医师资格	160（45.45%）	5（3.13%）	32（20.00%）	29（18.13%）	94（58.75%）
	其他卫技执业资格	37（10.51%）	13（35.14%）	15（40.54%）	7（18.92%）	2（5.40%）
	无资格	26（7.39%）	19（73.08%）	3（11.54%）	4（15.38%）	0（0）
	合计	352（100.00%）	77（21.88%）	110（31.25%）	64（18.18%）	101（28.69%）
离岗学历	高中及以下	44（12.61%）	0（0）	0（0）	7（15.91%）	37（84.09%）
	中专	209（59.88%）	27（12.92%）	78（37.32%）	45（21.53%）	59（28.23%）
	大专	82（23.50%）	47（57.32%）	24（29.27%）	9（10.98%）	2（2.44%）
	本科及以上	14（4.01%）	3（21.43%）	8（57.14%）	3（21.43%）	0（0）
	合计	349（100.00%）	77（22.06%）	110（31.52%）	64（18.34%）	98（28.08%）

（二）流出原因与流向分析

剔除 60 岁以上退出村医队伍的人员后，对其他人员的流出原因、职业资格和去向进行分析。从总体情况看，收入（28.92%）和职业发展前景（29.62%）是两大主要因素，见表 7-9。流出原因存在地区差异，浙江人员的主要流出原因为职业发展前景，收入原因仅占 3.57%。湖北和安徽两地的主要流出原因是收入，分别占 42.57% 和 50.00%。四川的主要原因是工作环境和职业发展前景。

60 岁以下村医主要流向了上级医疗机构，主要是乡镇卫生院；拥有执业（助理）医师资格的村医更多流向县级医院，反映出人才的虹吸问题。另外，中西部地区外出务工的情况较多。

表 7-9　60 岁以下离岗人员流出原因构成

项目	流出原因						合计/人
	工作环境/人（比例）	收入/人（比例）	职业发展前景/人（比例）	社会保障待遇/人（比例）	社会地位/人（比例）	其他/人（比例）	
浙江	6（7.14%）	3（3.57%）	54（64.29%）	2（2.38%）	4（4.76%）	15（17.86%）	84
江苏	7（14.58%）	14（29.17%）	2（4.17%）	3（6.25%）	0（0）	22（45.83%）	48
湖北	20（19.80%）	43（42.57%）	24（23.76%）	3（2.97%）	0（0）	11（10.89%）	101
安徽	6（15.00%）	20（50.00%）	4（10.00%）	1（2.50%）	1（2.50%）	8 20.00%	40
甘肃	0（0）	3（27.27%）	0（0）	1（9.09%）	0（0）	7（63.64%）	11
四川	1（33.33%）	0 0	1（33.33%）	0（0）	0（0）	1（33.33%）	3
合计	40（13.94%）	83（28.92%）	85（29.62%）	10（3.48%）	5（1.74%）	64（22.30%）	287

（三）村医流入流出的主要发现

1. 村医队伍的总体趋势为流出大于流入

从抽样地区的结果来看，村医队伍总量变化趋势为流出大于流入，但在不同地区呈现差异，其中东部和中部地区总量减少，西部地区总量增长比较明显。同时 55 岁以上村医即将退休，加重了村医队伍逆差。尽管东部地区的村医职业收入优于中西部地区，但与当地其他职业收入相比较低，村医岗位吸引力不够；同时东部地区养老保障政策的落实带动了到龄村医的退出，尽管当地订单培养医学生政策为队伍输送了部分人才，但总量依旧处于逆差。相反在西部地区，村医收入在当地收入中处于中上水平，加上当地各项政策（补助、养老、退休政策）开展较好，因此村医坚守岗位的意向相对较好。

2. 村医队伍主力军流失

在 60 岁以下的流出人员中，40 岁以下村医为主要群体，这部分人群以执业（助理）医师为主，学历主要为大专及以上，整体水平较高，他们本来应是村医队伍的主力军，在村医队伍的服务质量提升中承担了重要职责，在人才成长中，借助国家和地方资金与优惠政策，赢得了培训、继续教育等机会，目前却成为人才流失的主要群体，也造成人力成本的浪费。主力人才的流失，将大幅度降低农村卫生工作效率和质量，对在岗人员的工作态度和积极性产生负面影响，村医队伍受到冲击。

3. 村医队伍补充困难

村医工作强度大、执业风险高、薪酬水平低、缺乏养老保障已经成为一种社会共识，因此很多医学生不愿进入村卫生室工作，村医队伍补充困难。此外，2003年《乡村医生从业管理条例》中规定"本条例公布之日起进入村医疗卫生机构从事预防、保健和医疗服务的人员，应当具备执业医师资格或者执业助理医师资格"的要求，也增加了村医队伍补充的难度。

4. 收入和职业发展前景是引起村医流失的主要原因

收入可以满足人的基本物质需求，是人类工作的直接动力。医改之后，村卫生室和村医的收入整体得到提升。但在调查地区，村医的年收入情况总体表现为由东向西递减，差距较大。同时村医的收入与当地职工收入相比不具有岗位吸引力。

从职业发展前景来看，尽管多年的村医政策提出要拓展其发展空间，各地也积极开展村医岗位培训、推行学历继续教育以提高其职业技能和素质，却没有给村医带来更大的职业发展机会。目前村医主体持有乡村医师资格证书，限定在村卫生室工作。2016年我国部分省区市试行乡村全科执业助理医师政策，一定程度上解决了村医的职业发展问题，但仍需从政策上打通从乡村全科执业（助理）医师向执业（助理）医师资格上升的通道。

第八章　村医队伍职业化建设的路径

村医队伍建设是个系统问题，纵观目前村医呈现的问题，主要源于当前政策和改革的碎片化特征，缺乏系统性和整体性的改革推进。其中包括中央政策设计与地方政策执行无法有效衔接、卫生行政部门与其他部门之间无法有效协调与整合以及村医的能力要求、管理与使用、保障等环节之间缺乏有机协调等。本书以整体性治理理论为基础，提出以职业化改革推进村医队伍的整体性治理。尽管前文对职业化改革中的各个职业要素现状和存在的问题等进行了详细阐述，并提出职业要素改革的方向与思路。但是，职业化改革过程不仅需要实现职业要素的最终状态，也需要控制和明确各个职业要素在不同阶段的中间状态，以及在要素实现过程中的政策和环境支持。因此，村医职业化改革的过程，是一个多阶段、多部门的路径建设过程。

第一节　村医职业化建设的原则

一、符合健康服务的基本原则：公平与效率

健康权利是公民的基本人权，2020 年实施的《中华人民共和国基本医疗卫生与健康促进法》，其正式将保护人民健康的规定上升到法律层面，指出要"把人民健康放在优先发展的战略地位，将健康理念融入各项政策"；并"将公民主要健康指标改善情况纳入政府目标责任考核"。为了合理地满足农村居民的健康权利和需求，并保障其能够获取到基本医疗服务和基本公共卫生服务，就需要落实村医队伍的建设。由于公平与效率是健康服务的基本原则，所以在村医职业化建设中，职业要素的设计同样需要符合公平与效率原则。

（一）村医配置需要符合公平与效率

我国多数农民居住在乡村两级，物质条件、自然环境、医疗资源等无法与城市甚至县城相比，这更加凸显在"人人享有健康保健"目标下公平保障乡村两级农村居民健康权利的重要性。

村医的配置公平，一要体现满足需要，特别是满足基本卫生服务需要，这要

求有一定质量的村级卫生人力资源队伍配置，也对村医的工作内容提出要求。二是满足可及性。尽管无法用城市的 15 分钟医疗服务圈作为衡量农村医疗服务配置的标准，但当农村居民有健康服务需求时，如何便捷、有效地获得健康服务，是健康公平中必须考虑的。所以，我国提出的"一村一室"村级卫生配置标准，从可及性的角度保障了健康公平的满足。当然在当前，随着信息化、城市化的推进，交通条件的改善等，"一村一室"配置的效率开始经受现实考验。有些地区如浙江温州等在综合考虑村医队伍数量储备和配置效率基础上，提出以巡回医疗车代替"一村一室"传统服务模式，在改革的同时也坚持遵循了公平和效率原则。

（二）村医的职业内容需要满足公平与效率原则

村医的职业内容需要围绕需求内容、需求层次、需求满足的可及性与及时性等多方面践行公平与效率原则。村医服务不在于高层次的服务内容，而是定位于基本需求，主要是为了满足农村居民的基本卫生服务需求。对居民普遍需要的基本卫生服务需求来说，既要保证服务的质量，也要考虑服务满足的及时性。因此，村医的职业内容与其功能定位、国家对村卫生室的任务要求密切相关。在《村卫生室管理办法（试行）》的第九至十一条中，对农村卫生室承担的基本医疗服务、基本公共卫生服务与健康教育、卫生计生政策和知识宣传、中医药（民族医药）服务等方面服务内容做出了明确规定。

（三）村医的职业资格准入和从业方式需要满足公平与效率原则

在职业资格准入上，村医需要具备相应层次的执业资质条件，才能承担村级卫生服务提供的职责。目前我国村医的职业资格分为执业（助理）医师资格、乡村全科执业（助理）医师资格和乡村医师资格。同时要求新加入队伍的村医应当具有执业（助理）医师资格。这些限定是对农村居民健康服务质量的保障，是公平健康权利的体现。

在从业方式上，需要结合城镇化、老龄化、信息化趋势等，考虑新环境条件下村医服务的效率原则。不管是 8 小时工作制还是 24 小时工作时间规定，需要看其所辖居民对村级卫生服务的需求数量和产生频次。

（四）村医的职业保障需要满足公平原则

众多观点在提出健康领域的公平原则时，往往集中于需方，但是如何保障供方在提供健康服务中的付出和回报的公平性也是需要关注的。村医职业保障的公平原则同样不可忽略，既需要体现其社会价值，提升职业的社会地位和认可，同时还需要考虑村医的人力资本投资。

二、符合国家医药卫生体制改革的目标和趋势

（一）实践"人人享有基本医疗卫生服务"目标

21世纪以来，我国的医药卫生体制发生了翻天覆地的改变。新型农村合作医疗制度的重启、新医改的推进、健康中国战略的实施等，都体现出国家对健康问题的关注。我国一直走在深化医药卫生体制变革的道路上，并进一步化解卫生领域长期留存的矛盾与问题[132]，从而实现"人人享有基本医疗卫生服务，基本医疗卫生制度覆盖全人群，为其提供安全、有效、方便、价廉的医疗卫生服务"的目标。医药卫生体制改革目标的达成，离不开基层卫生机构和人员做出的贡献。村医作为居民健康服务提供者中的一员，是医疗卫生系统的重要子系统，是公民健康保障的基石。因而，村医队伍职业化的建设与改革必须同国家医药卫生体制改革的目标匹配。

（二）顺应环境变迁与改革趋势

环境变迁使我国医药卫生工作面临着很多的挑战与阻碍。反映在农村基层，新环境对传统县域卫生的服务方式、服务理念以及三级卫生服务网络提出新要求。当前随着县域医共体建设和分级诊疗体系构建，村医的健康守门人作用越来越突出，从工作方式、思维模式上也对村医队伍提出要求，需要从县域范围内、从医共体内部分工和利益共享角度，改进原有的工作方式，突出对转诊、医防融合和健康管理工作的重视。这些要求体现为职业化改革中的职业要素，如功能定位、职业内容、职业方式等。

三、在县乡村系统统筹规划下进行职业化建设

乡村两级对于保障农村基层健康的作用是一体的，不可分割，具有服务内容连续性且服务团队特征比较明显。因此，村医的问题并不只是村级的问题，需要纳入卫生服务体系，从系统的角度去综合考虑。从实践经验看，乡村卫生服务一体化管理在促进人力资源在乡村两级有序流动、提升村医医疗服务能力、加强村医的准入与执业管理、规范村卫生室管理，以及特殊地区兜底村级卫生服务等方面发挥了重要的作用。乡镇卫生院对村卫生室功能发挥和村医具有重要的管理及指导作

用。将村医队伍建设融入乡村两级管理进行思考和探索，也许更有利于问题的解决。

不仅如此，从当前的改革探索看，县域卫生体系改革也带动了村医队伍的改革。县域医共体推进了整合性医疗卫生服务体系建设，不仅有利于实现医疗卫生资源的上下贯通、促动防治结合，而且将村医的作用激活，促进发挥村医在基本医疗中的守门人作用，同时以提供基本公共卫生服务为途径，有利于将预防为主的方针真正落到实处。

因此，村医队伍职业化发展需要持续依托乡村卫生服务一体化管理的环境，通过乡镇卫生院的管理和业务指导，以乡镇卫生院驻点、巡诊等方式兜底村级卫生服务，在村医队伍职业化改革推进中发挥作用。特别是在职业化改革的中后期，村卫生室和乡镇卫生院的人员使用互通、纳入编制、落实养老保障过程中，乡镇卫生院的作用不可缺少。

四、因地制宜地探讨村医职业化状态

村医配置、培养、保障等问题与财政、地域特征等密切相关。我国地域广阔，在经济状况、社会人文、地理地貌等方面存在巨大的地区差异。村医职业化的过程，是国家更好地打造稳定性的村医队伍服务于农村基层的过程，需要在全国范围内因地制宜地探讨村医职业要素目标。例如，考虑地理交通对村医的从业方式、配置模式的影响；考虑地方经济状况对村医职业保障的影响；考虑区域卫生资源对村医培养和职业准入的影响等。

村医职业化建设应严格贯彻以岗位为核心的原则，即在构建村医职业要素后，各地应根据各要素确定村医职位，从市场和需求方面进行村医人选的竞争性选择。

第二节　以职业资格为切入点的分阶段改革之路

一、总体思路

村医队伍的职业化是一个系统性的问题，需要用系统性的思维，站在乡村两级统筹的高度，分阶段、分重点刻画出村医职业化发展的路径。在第三章中，笔者给出了村医职业化建设的理论模型，强调在村医价值和功能的统领下，界定村医的职业属性，系统改革职业要素。

本节重点以职业要素为研究对象，进一步厘清它们之间的相互关系。结合理论与实际调研，我们提出以职业资格为切入点探索村医的职业化路径，分三阶段将乡村全科执业助理医师资格作为村医准入执业的最低标准，最终达到全科执业

（助理）医师的职业准入要求。在重点强化村医健康守门人的作用基础上，再配以职业要素综合发力，紧密抓住乡村卫生服务一体化管理带来的机遇，充分发挥乡镇卫生院在管理村卫生室和村医方面的职责，促进村医队伍的职业化进展，具体的职业化路径见图 8-1。

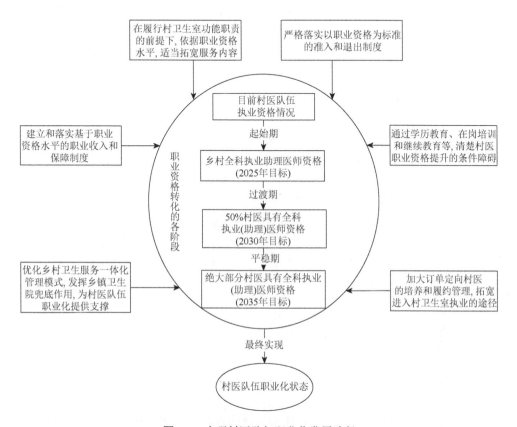

图 8-1　实现村医队伍职业化发展路径

二、为何以职业资格为切入点

　　职业改革的最终目的是形成一个职业良性的循环，不论是在哪一种职业中，执业资格都可以被认定为一个职业改革的基础。2020 年开始施行的《中华人民共和国基本医疗卫生与健康促进法》规定，国家对医师、护士等医疗卫生人员依法实行执业注册制度。医疗卫生人员应当依法取得相应的执业资格。村医作为职业分类中的一种，必须具备相应的执业资格。执业资格是村医职业改革的基础，是职业人员获得相应权利、履行相应义务的前提。因此，以执业资格提升为切入点来系统推进村医队伍的职业化改革至关重要，它是村医正式成为一个职业的基础。

　　一定的职业资格是村医开展工作所必备的学识、技术和能力的基本要求，是一个职业或工作专业化的客观体现，是村医职业化核心要素之一，将直接影响服务质量和效果。适宜的职业资格不仅可以规范村医的管理，也可以稳定村医队伍。

　　村医队伍的职业资格提升并不是孤立发展的，而是包含职业保障、职业发展、职业认同等系统的提升。同时，根据人力资本的"投资—回报"原则，以及"能力水平与价值"相匹配的出发点，在村医职业资格提升的同时，政府需要出台与职业资格水平相匹配的职业保障、职业发展、职业稳定等各要素的举措。让村医既看到职业资格水平提升的必然性，也清楚职业资格提升后将带来职业保障的上升，提高村医考取更高一级执业资格的积极性和激励性。因此，从整个人力资源管理系统看，职业资格的规定和改革实为牵一发而动全身的举措。国家需要清晰认识村医需要什么样的职业资格，需要从农村健康需求内容与特征、村医报酬设计的供需双方等综合考虑。

　　从 2011 年开始，我国要求有执业助理医师证书及以上证书的医生才能在村卫生室执业，但此要求在实践中难以推行。加上当前大部分队伍的执业资质为乡村医师资格证书，让他们直接提升至执业助理医师有些脱离实际。因此，虽然人们都希望以《中华人民共和国执业医师法》作为村医的职业资格要求，但考虑到实际情况，可以先以乡村全科执业（助理）医师作为村医的职业资格准入要求，而后逐步发展为全科执业医师。

三、阶段划分

（一）起始期：乡村全科执业（助理）医师

　　在任何一项改革中，起始期往往是最难的阶段，需要有效利用改革的突破点，鼓励改变原有的行为模式和态度。本阶段需要加快落实《关于进一步加强乡村医生队伍建设的实施意见》明确提出"建立乡村全科执业助理医师制度"的政策。乡村全科执业（助理）医师是我国农村的通才医生，更加贴合农村居民实际的健康需求，考试以在村卫生室在岗工作、具备乡村医师资格证书，但不具备执业（助理）医师资格的村医为考核对象。需要说明的是，乡村全科执业（助理）医师资格是在现阶段情况下选拔更适宜农村需求的卫生工作人员。

　　1. 阶段目标

　　第一，争取到 2025 年底，让持有乡村医师资格证或无任何执业资格的 55 岁以下村医，考取乡村全科执业（助理）医师；第二，鼓励已经取得执业（助理）

医师资格的 55 岁以下村医参加全科医生转岗培训，提升村医队伍的全科素养。2016 年在浙江、福建、广西等地开展了全科执业（助理）医师资格考试的试点工作，此次考试的合格率约 51.5%，试点已初步获得一定的成效。考试试题构成上，30% 为公共卫生的题，30% 为中医，10% 为人文科学，更适宜并贴近农村居民卫生需求。为了村医职业的长远发展，针对已经取得乡村全科执业（助理）医师资格的人员，可以按规定参加医师资格考试。

2. 本阶段的主要障碍

本阶段的主要障碍源于报考乡村全科执业（助理）医师资格的两个条件，体现为学历和专业的限制。

第一，报考村医必须已在乡镇卫生院或村卫生室工作满一年且考核合格，从 2020 年 746 715 名乡村医生的工作年限构成情况来看，仅有 8% 的乡村医生工作年限在 5 年以下，由此可见这一条件对于村医考取该执业资格的限制较小。

第二，报考村医需要符合《医师资格考试报名资格规定（2014 版）》（国卫医发〔2014〕11 号）中报考临床类别或中医类别医师资格的学历要求。在《医师资格考试报名资格规定（2014 版）》中规定报考临床类别或中医类别医师资格的最低学历要求为中专学历。也就是说村医的高中及以下、中专水平学历（由当地卫生行政部门承认的学历，但教育部未允许）不能作为报考执业医师资格的学历依据。从 2020 年乡村医生执业资格的村医学历构成情况来看，中专 53%、大专 27%，高中及以下与中专水平学历为 13%，这部分村医无法报考乡村全科执业（助理）医师资格。

3. 该阶段的主要建议

第一，从国家层面适当放宽执业资格考试的学历限制，允许在村医岗位上工作满 5 年、具备医学中专学历人员参加考试，其中中专学历包括按培训计划获得的医学中专和其他形式的医学中专，以吸引更多的村医报考乡村全科执业（助理）医师。第二，对中专以下学历的村医重点加强中专学历教育。对于具有中专学历的村医，积极开展大专学历教育。第三，各地结合实际，向村医宣传、推广乡村全科执业（助理）医师资格考试。依托中心乡镇卫生院、县级医院等培训基地，开展全科医师的培训，并增设有关职业资格考试的培训，让符合条件的 55 岁以下村医报名考取乡村全科执业（助理）医师资格。第四，严格落实到龄村医退岗制度，加大定向委培村医的力度，补充到龄退岗村医的空缺。第五，落实相关配套制度，重点关注职业保障，激发其执业资格提升的内驱力。逐步建立与执业资格相匹配的收入、养老、医疗等保障制度。第六，鼓励依托乡村卫生服务一体化管理，将考取了乡村全科执业（助理）医师资格的村医纳入乡镇卫生院统一管理。

（二）过渡期：鼓励向全科执业（助理）医师资格提升

农村卫生人力短缺问题是一个世界性难题，即使发达国家也不例外。在多数发达国家，城市与农村的基层卫生工作人员准入标准是一致的，均需要具有全科医生资质方可。因此，全科医生才更符合我国村医队伍的发展方向。

1. 阶段目标

第一，到 2030 年，争取 50%以上的乡村全科执业（助理）医师向执业助理医师资格转变，且执业范围需包含全科医学；第二，鼓励村医获得全科而非专科执业助理资格；第三，进一步推进执业助理医师向执业医师转化。

2. 本阶段的主要障碍

第一，执业（助理）医师资格考试难度更大。经过了起始期的学历教育和放宽执业资格考试的学历限制等措施后，在当前的政策下，村医向执业（助理）医师资格过渡的学历限制因素将被清除。所以，本阶段考试难度比较大会成为制约其向执业（助理）医师过渡的重要客观因素。第二，村医面临考试倦怠期，考取更高执业资格的内驱性不强。

3. 该阶段的主要建议

过渡期村医队伍执业资格向执业（助理）医师过渡的进程不能操之过急，一方面需要安抚村医的考试倦怠情绪，另一方面需要从制度和机制建立等方面来调动其向执业（助理）医师资格过渡的积极性。

第一，加强在岗村医学历教育，学历整体向大专提升；第二，提供有关执业（助理）医师资格考试的免费培训；第三，已考取执业（助理）医师资格的村医参加全科医生转岗培训，执业范围向全科医学转变，使其更加符合农村居民的健康需求；第四，加大定向委培村医的力度，并逐步提高培养的层级至大专水平，补充到龄退岗村医的空缺，提高队伍整体素质。

（三）平稳期：逐步实现村医全部取得全科执业（助理）医师资格

1. 目标

争取到 2035 年底，实现绝大部分村医持有乡村全科执业（助理）医师资格，并以此作为乡村医师队伍的准入条件，严格执行。持续推进执业助理医师向执业医师转化，执业范围向全科转变。

2. 该阶段的主要建议

在经过了大刀阔斧的起始期和漫长的过渡期改革后，并随着宏观政策有关医学教育改革的相关要求，到过渡期的末尾，村医队伍的执业资格的主体将由乡村全科执业（助理）医师资格转变为执业（助理）医师资格，且平稳期漫长。

第一，保证大专层次定向委培村医的供给，并实现向本科培养层次转变；第二，加强有关执业（助理）医师资格考试的培训和全科医生转岗培训；第三，全范围推广乡村一体化管理，真正将村卫生室作为乡镇卫生院的附属机构，村医作为派出人员进行管理。

第三节　基于职业资格改变的职业化系统合力

一、建立和落实基于职业资格水平的职业收入和保障制度

职业收入和保障是村医较为关注的问题，也是当前农村地区卫生人才"引不进、留不住"的主要根源。政府在分阶段推进村医队伍职业资格提升的过程中，需要建立和落实基于职业资格水平的职业收入和保障制度。让村医看到政府的决心，提高岗位吸引力。

（一）改革村医的收入制度，综合职业资格、服务质量等因素

第一，将职业资格作为村医收入的重要构成，体现对高级别职业水平医生在村卫生室执业的政府激励，考虑在村医收入中将职业资格水平作为一个组成部分，建立稳定的补贴制度。

第二，稳定村医收入来源。体现村卫生室的公益性，落实政府的财政投入政策，尤其要重视山区等卫生服务体系中的政府责任。从村卫生室基本建设、基本医疗和公共卫生等方面，稳定村医的收入。从规范落实基本公共卫生服务、做实做细家庭医生签约服务、推广中医药适宜技术等方面探索村医收入的增长点，建立村医收入与经济增长相适应的机制。

第三，推行绩效工资制度。在现行工资结构上，以村医不同职业资格、工作年限核定基础工资，再按照服务内容、服务质量和服务效果为标准核定绩效工资。

突破村医财政补偿中过度依赖以服务人口数、服务量等为基础的支付方式。提高村医收入的公平感，体现村医的价值。

（二）推行与职业资格相匹配的养老保障等政策

重视财政在村医养老保障问题解决中的突出作用，推行与职业资格相匹配的分类养老保障政策。

第一，编制激励。鼓励将考取执业（助理）医师资格、乡村全科执业（助理）医师资格的村医纳入乡镇卫生院编制管理。

第二，执业机构和职业发展激励。依托县—乡—村卫生服务一体化管理畅通村医的职业晋升通道。推广"乡聘村用"的试点经验，允许考取了执业（助理）医师或乡村全科执业（助理）医师资格的村医通过公开招考的渠道进入乡镇卫生院执业。有能力且考取了执业（助理）医师资格的村医可进一步通过公开招聘的形式到县级医院执业。

第三，养老保障激励。凡考取了乡村全科执业（助理）医师以上资格的村医，无论是否纳入卫生院编制，均需要按照卫生院同类人员的标准，缴纳养老保险。具体缴纳措施可根据实际情况，由乡镇卫生院或地方财政予以解决。继续现行的村医养老保障和补助政策，并根据当地情况进行调整。

（三）改善工作环境，建立多渠道筹资的执业风险与安全保障

建立乡村医师执业风险基金，可由财政、乡镇卫生院、村卫生室运行经费等多渠道筹资，为村医提供执业风险保障。同时，落实村医在服务提供过程中的自身安全保障，如执业服务中的交通意外、安全意外等，可考虑为其购买工伤保险。

推进和稳固"五化村卫生室"建设成果，即村卫生室产权公有化、建设标准化、服务规范化、运行信息化、管理一体化。改善服务环境，提高工作效率。

二、在履行村卫生室功能职责的前提下，依据职业资格水平，适当拓宽服务内容

根据村医个体所具备的职业资格不同，拓展医疗服务内容，以更好地满足居民的健康需求，如特色中医药诊疗服务、康复和护理服务等。同时，在乡村一体化管理的背景下，强化乡镇卫生院在村级卫生服务开展中的指导、监督及兜底作用，发挥职业化村医在医养结合、康养结合、家庭养老中的积极作用。

政府依据医疗保险等规定，制定拓展服务内容的指导性定价；严格监督管理，以保证村医在基本功能服务提供与拓展服务内容提供之间的主次关系。

三、通过学历教育、在岗培训和继续教育等，清除村医职业资格提升的条件障碍

学历教育和培训等，既是村医获取考试资格的有效途径，也是解决当前村医的结构、能力问题的有效途径。

（一）满足村医考取相应的职业资格需要具备的最低学历水平，清除村医职业资格转化的障碍

一方面从国家层面适当放开村医考取执业资格的学历限制，允许通过成人教育取得的中专、大专学历考取执业（助理）医师资格；另一方面鼓励符合条件的在岗村医在中高等医学（卫生）院校（含中医药院校）接受医学学历教育，提高整体学历层次。

（二）建立并严格执行村医定期在岗培训制度

第一，建立以省内高、中等医学院校为核心的培训基地，市、县、乡级机构为实践操作培训基地。尤其强化乡镇卫生院在培训和指导村医过程中的职责，有针对性地细化各类培训内容，使其与村医的实际工作内容相结合，提升村医的诊疗服务能力。第二，建立以村医的职业资格为区分的特异性培训制度。对已考取了执业（助理）医师资格或乡村全科执业（助理）医师资格的优秀村医，可以选派到省、市级医院接受免费培训，系统提升其诊疗服务能力。对尚未取得执业（助理）医师资格或乡村全科执业（助理）医师资格的在岗村医，可参照有关执业资格考试大纲设置培训内容，开展针对性强化培训，帮助其达到岗位要求。第三，探索多种形式的教育培训以适应村医开展工作的实际需求，如网络课程、集中面授、视频讲授等。

四、严格落实以职业资格为标准的村医准入和退出制度

可以区分村医的不同情况，执行适宜的执业资格标准。具体划分为以下情况。
第一，在岗村医。考虑到实际情况，现阶段我国在岗村医的职业资格仍以乡村医生资格作为最低标准，并逐步向乡村全科执业（助理）医师资格过渡。

第二，为切实提升村医队伍的质量，条件允许的地方应该落实"新进入村级医疗卫生机构从事预防、保健和医疗服务的人员，应具备执业医师资格或执业（助理）医师资格"的要求。这里的执业（助理）医师包含乡村全科执业（助理）医师。

第三，对于部分条件不具备的地区，可以参照相关文件要求，放缓村医队伍的职业资格准入提升速度，即在一定时间期限内继续执行"允许具有中等医学专业学历的人员，或者经培训达到中等医学专业水平的其他人员申请村医执业注册，进入村级医疗卫生机构执业"的政策。但需要求他们在五年之内考取乡村全科执业（助理）医师资格或全科执业（助理）医师资格，以给予适当的压力和激励。

此外，建立以职业资格、年龄、服务能力等为切入点的村医退出机制。凡不具备或未达到职业资格要求的，必须退出。落实女村医 55 岁，男村医 60 岁的到龄退岗制度，以保证在岗村医队伍的质量。

五、加强订单定向村医的培养和履约管理，拓宽进入村卫生室执业的途径

（一）加强订单定向村医的培养、职业资格转化和履约管理，依托乡镇
　　　卫生院促进大学生村医职业稳定

第一，强化国家及省级政府在订单定向村医培养中的职责，加大政策和财政支持力度，缓解基层财政、招生方面的困难。

第二，依托省内高等院校，结合村级卫生服务的实际需求，全面推动免费定向培养大专、中专层次村医，并逐渐向大专层级过渡。以乡镇卫生院为培训基地，提高服务基层的能力，树立扎根基层的决心。毕业后直接纳入乡镇卫生院统一管理，按照"村去村来"的原则，由乡镇卫生院安排到村卫生室服务，按照乡镇卫生院同类人员发放工资和参加社会保险。

第三，为了加快定向委培村医的职业资格提升，鼓励大专层次的村医优先向执业（助理）医师资格转变，中专层次的村医优先向乡村全科执业（助理）医师资格转变。

第四，坚持创新挖潜编制管理，鼓励地方探索建立村医编制"周转池"制度。通过统筹配置和跨市县乡等调整力度，调整乡镇卫生院编制，建立村医编制"周转池"制度，专门招聘具有执业（助理）医师或乡村全科执业（助理）医师资格的村医，重点向定向委培村医倾斜，畅通职业晋升通道。

第五，选拔优秀的、有一定工作经验的定向委培的村医进入村"两委"（村党支部委员会和村民自治委员会）班子，作为村"两委"的主要负责人和村后备干部，参与村级事务管理，并保证其工资基本标准、福利待遇、养老保险等方面不低于村级干部。

第六，建立奖惩机制和诚信档案。订单定向委培村医在村卫生室的服务期限不得少于 6 年，服务期满可通过公开招聘等形式优先进入乡镇卫生院或县医院执业。未能在村医岗位工作达到规定年限，记入个人人事档案和诚信档案，并使其退还学费和生活补助费，并承担违约金，从而形成培养、使用、履约管理闭环。着力培养一批下得去、留得住、用得上的基层卫生人才队伍，筑牢基层医疗卫生服务"网底"，力争在"十四五"末实现"一村一名大学生村医"的目标。

（二）多渠道拓宽村卫生室人员的补充

在缺少村医的地区，积极发挥乡镇卫生院对村级卫生服务的兜底作用。以乡镇卫生院长期驻点或定期巡诊等多种方式，补充村级卫生人力的短缺。多渠道吸引愿意到村卫生室执业的人员补充村医队伍，如社会公开招聘具有执业（助理）医师资格[含乡村全科执业（助理）医师资格]的医生、乡镇卫生院多点执业等多种形式，并按照村卫生室人员统一要求进行管理。

六、优化乡村卫生服务一体化管理模式，发挥乡镇卫生院兜底作用

发挥乡镇卫生院兜底作用，将乡镇卫生院服务延伸到村卫生室，促进乡村两级人员的有序流动。依托乡村卫生服务一体化管理，推广"乡聘村用"的模式，将村卫生室作为乡镇卫生院的派出机构，村医作为乡镇卫生院的派出人员，实现村医和乡镇卫生院同类人员的同质化管理。针对村医不足的地区，推动乡镇卫生院人员下沉到村卫生室提供服务。

逐步探索乡镇卫生院医生到村卫生室的多点执业方式。需要晋升职称的医生到村卫生室服务一定的期限，促进乡村两级人员的流动，补充村医队伍。

强化乡镇卫生院对村卫生室的监管机制，提高村医职业素养。在乡村卫生服务一体化管理的大环境得到改善后，为确保公益性医疗卫生服务到位，提高医疗卫生服务质量和效率，应重点完善对村卫生室的监管机制。加强政府监管，在每个乡镇卫生院设立"乡村卫生一体化"监督管理办公室，加强对村卫生室基本公共卫生服务提供和基本药物使用的监督管理，督促村医遵守相关管理制度和规范，提高自身职业素养。

落实村医定期考核制度，提高村医的工作积极性。依托乡村卫生服务一体化管理，结合实际制定综合职业资格、工作年限、服务质量、效果和数量的考核指标体系，乡镇卫生院定期完成对村医的考核，并将考核结果与村医的职业晋升、绩效工资调整联系起来，使考核制度能发挥出更理想的推动力，督促村医主动通过自主学习、积极参加培训等方式提高自身业务能力和职业资格。

第九章 村医队伍职业化建设的其他思考

第一节 乡村两级管理

如何应对环境和需求对村医进行有效管理，让这支队伍稳定地发挥好功能，一直是政府所关心的。村医要发挥好功能，既需要其自身的知识与技能支撑，还需要通过与县乡两级特别是乡镇卫生院之间的业务与管理关系，构建村医健康服务的有效路径。村医管理涉及的概念主要包括：隶属关系、行政与业务管理、产权关系、法人关系、政府的管理职能等。因此，本节主要从队伍稳定性和功能发挥的两个角度，讨论村医的县乡两级不同管理方式对村医队伍的影响。

一、村医和村卫生室：谁办谁管的思考

村卫生室的管理牵涉到由谁主办由谁来管的问题，实际涵盖了多种运行模式，对村卫生室和村医的管理权责、监管力度各不相同，带来不同的村医身份、待遇、养老、发展等问题[133]。按照所有权和管理权的分离原则，村卫生室的委托方和被委托方可以是不同的机构。委托方可以是县级政府、乡镇政府、乡镇卫生院和村委会，他们可以分别选择乡镇政府、乡镇卫生院和村委会进行委托管理，从而衍生出不同的村卫生室的管办模式，见表9-1。

表9-1 村卫生室的管办模式

主体		谁办			
		县级政府	乡镇政府	乡镇卫生院	村委会
谁管	乡镇政府	县办乡管	镇办镇管	—	村办乡管
	乡镇卫生院	县办院管	镇办院管	院办院管	村办院管
	村委会	县办村管	镇办村管	院办村管	村办村管

注："—"表示考虑到责权大小原则，在乡镇卫生院主办下，无法委托比主办方权责大的乡镇政府进行主管

（一）政府主办主管模式及其优缺点

政府主办主管模式如县办乡管、镇办镇管模式。同时村级虽然不是行政组织，

但是村委会也可视为类似于一种行政组织的机构，特别是在当前党加强对基层治理的统一领导趋势下。因此，县办村管、村办乡管、村办村管也可以归入该模式。

由于政府在财政、人事方面的权力，在政府主办主管模式下对村卫生室管理政策的推行与落实具有相对优势。但由于行政与医疗二者分属于不同的子系统，从资源的合理化、效益最大化利用角度，政府机构的主要职能在于社会公共事务的管理，如果由政府对卫生室进行业务管理将由于缺乏专业性指导而出现监管不力的现象。同时，由县对村实行直接管理的跨度大，时间空间和跨级等增加了管理难度。此外，许多村委会没有村卫生室的资产所有权，没有懂卫生的管理人员，村委会管理能力有限[134]。

（二）政府主办、乡镇卫生院主管模式及其优缺点

政府主办、乡镇卫生院主管模式如县办院管、镇办院管、村办院管（实际很少）等。主办机构主要从机构建设和设备投入等方面，完善村卫生室的建设，在业务管理上实行上级卫生机构管理下级机构。

由于医疗行业的独特性，由同属医疗体系的乡镇卫生院加强村医业务指导，监督村医的执业行为和诊疗规范等的模式更适宜村级医疗服务的需求。因此，与政府主办主管的模式相比，政府与卫生机构合管模式更加符合现实需求。当前国家实行的乡村一体化管理思路主要是发挥乡镇卫生院的管理优势，但在实践中，更多的是一种松散型一体化管理形式。由于松散型一体化管理只是形式上的一体化，乡村两级的隶属关系薄弱，只是业务上的具有形式上的统一性，村卫生室依然处于自负盈亏的状态。乡镇卫生院和村卫生室在人才、规划上并未真正打通，村医的养老等保障没有得到解决等问题导致院村一体化难以长远推行。

（三）院办模式及其优缺点

院办模式主要是指由乡镇卫生院对村卫生室进行主办，将其作为卫生院的派出机构或院外科室，对村卫生室人员进行统一调配，收支纳入卫生院统一核算，实现对设备、人员、业务等的真正实质性管理[135]。

与国家倡导的乡村一体化管理相比，这是一种紧密型甚至是完全型的乡村一体化管理方式。由于村卫生室的利益与乡镇卫生院捆绑，村医的业务行为规范性与绩效等，都被纳入乡镇卫生院的管理。增强村医归属感的同时，伴随着乡村两级的功能划分，基本医疗和基本公共卫生的功能协调性增强，有利于将乡村医疗服务模式由"重医疗轻预防"转变为更符合新时期人群健康需求的"预防为主，防治结合"的服务模式，并且有利于基层首诊、乡村两级转诊等的实现。但困扰

这一模式的主要问题是人员问题。一是现有乡镇卫生院人员能否满足派出到村级的需求；二是现有村医如若纳入乡镇卫生院统一管理，其能力能否满足纳入标准以及收入、编制、保险等相关保障问题如何解决；三是那些年老、能力缺乏的村医如何退出和安置的问题。

二、乡村两级卫生机构的隶属关系

（一）历史与现状

归属是个体安身立命的根基，因此村医管理的探讨首先应明确村医的隶属关系[136]。村医的隶属关系体现了村医在不同时期的从业环境，以及政府对村医这支队伍的管理思维和理念。

所谓隶属关系，其含义是指劳动者与用人单位存在劳动关系[137]，成为用人单位中的员工。按照此概念，需要给村医找一个存在劳动关系的用人单位。根据村医队伍发展情况，其隶属关系经历了从清晰到模糊、继而呈现多样化的变化。

新中国成立初期，党和政府将使农村"有医有药"放在当时医疗事业发展首位[138]，并开始建设县、乡（公社）和村（生产大队）三级医疗网络[139]。20世纪50年代，农业互助合作化运动大环境推动互助式合作医疗产生，赤脚医生作为其衍生品应运而生。1965年"六二六"指示强调"把医疗卫生工作的重点放到农村去"[140]，这一指示进一步加快了合作医疗的发展，赤脚医生逐渐成为农村医疗的主力军。农村合作社的成立，使得大批基层医疗卫生人员有了组织依托，当时的赤脚医生的管理权及村卫生室产权均归属于农村合作社[141]，因此当时人们的印象是村医具有集体身份特征。

后来随着合作社解体，在新环境下村医开始承包村卫生室，市场行为开始明显，村医的集体特征逐渐淡化。21世纪后，无论是政府和乡镇卫生院对村医的管理还是村医的工作职责等，都不断体现出回归农村三级卫生网络和公益性的特征。为更好地保障农村地区基本医疗需求，部分合格的村卫生室纳入县乡统筹的公立医疗机构管理，同时因国家对村卫生室建设及人员要求不断提高，大部分村卫生室又逐渐与乡镇卫生院等上级医疗机构开展结合[142]，至此村医的集体身份特征印象再次被唤起。但此时的村医隶属关系一直未有清晰界定，管理关系成为主要的代名词。

（二）对村医稳定性与功能发挥的影响

村医管理的常见说法是"县聘乡管村用"，县级政府、乡镇政府、乡镇卫生院、村委会在不同维度上都有作为归属方的可能性条件，但村医到底归属于哪个单位？县和乡的政府机构究竟是村医的管理主体还是用人组织？村卫生室和村医又是何种关系？如果不能够明确界定主体之间的隶属关系，不仅阻碍实际卫生工作的开展，更是模糊了村医队伍未来的发展方向，村医的利益、保障、工作质量、责任等均受到连锁影响。

三、村卫生室的产权与法人关系

（一）历史与现状

从产权看，主要表现为在村卫生室的产权所属，与村卫生室的举办单位相关。从演变过程看，村卫生室的产权曾属农村合作社和村大队所有。农村合作社解体后，村卫生室的投资主体改变，一些个体村医开始承包，自己出资建设村卫生室，带来所有权和经营权的不同。

当前根据出资人的不同，村卫生室分为政府主办、集体办和私人办，其产权性质分别可划分为国有、集体产权和个人产权三种。从村卫生室最主要的房屋产权来看，房屋归村集体、乡卫生院、村医个人所有多种方式并存，超过一半村卫生室产权为非集体性质。村卫生室设备来源也不同，部分设备属于政府部门统一采购，也有乡镇卫生院统一配置和村医个体购买。调研现场中发现浙江TX 等地的村医为了房屋建设和翻新、更新办公家具和设备，个人投资几万元甚至十几万元。

村卫生室的举办形式不同，法律性质也存在差异，特别是在法人关系上。实践中村卫生室的法定代表人共有乡镇卫生院、村委会和村医三种情况。

（二）对村医稳定性的影响

调查中发现由于村卫生室的产权归属、隶属关系、管理模式存在差异，三种产权法定代表人形式都不同程度地存在问题，导致当出现医疗纠纷时，赔偿责任主体的界定也存在较大困难[143]。乡镇卫生院院长不愿意为那些非乡村一体化管理的卫生室担任法人和责任主体。村委会举办的村卫生室，现实情况也非常复杂。有些村卫生室房屋和水电等由村委会提供，甚至决定村医的选聘，但是缺乏对卫生室日常工作的监管，也不愿意承担主体责任，因此这些村卫生室的法定代表人一栏往往是空白。而村医个人作为法人和责任主体，一旦发生医疗差错和事故，将面临无法承担的后果。这种状况不仅给村卫生室的功能发挥带来影响，也造成村医队伍稳定性问题。而在那些紧密一体化管理的地方，由政府出资建造卫生室，村医由卫生院统一聘任，进行统一管理和工资发放，乡镇卫生院的院长担任卫生室的法人代表，由乡镇卫生院担负卫生室的诊疗和业务行为的法律责任，村医的功能和稳定性在一定程度上得到了保证。

四、村卫生室的行政与业务管理

乡村两级的隶属关系、法人关系和管理关系之间相互影响，概念之间虽然可以分离，但管理活动不能分割。例如，一些乡镇卫生院和村医虽然没有隶属关系，但是卫生院对村医和村卫生室具有统一管理的权责。在 20 世纪 90 年代村医作为市场从业者，独立承包村卫生室，政策上没有与政府及乡镇卫生院的隶属关系、产权关系、法人管理等的规定，但是政府和乡镇卫生院的业务管理一直存在，以保证村卫生室能够在国家相关管理规定下规范地提供健康服务。

（一）历史与现状

1. 行政和业务管理的分离时期

早期村医（赤脚医生）管理属于农村合作社，后来又成立大队卫生室，开始出现对卫生室的行政和业务管理的分离。大队对卫生室具有决定的领导权，村级卫生组织不受公社卫生机构的经济和行政的约束，只受业务上的指导。因此，大队卫生室实际上受公社卫生院和大队双重领导。

2. 乡村一体化管理时期

进入 20 世纪 70 年代末 80 年代初，少数地区试点进行多种办医形式，如社队联办、公社卫生院设点、赤脚医生集体办等，乡村卫生一体化管理出现萌芽[144]。社队联办卫生室的模式在以后的发展过程中演化为联办乡管的卫生院[145]，即"三统一"或"五统一"管理的模式。随着人民公社和合作医疗体系的瓦解，赤脚医生失去了组织依托，部分村级卫生室开始实行承包制。但在村医的管理上，沿用了卫生院和村大队的双重管理做法。此时乡镇卫生院与村卫生室是一种竞争关系，乡镇卫生院与村卫生室存在争抢病源等利益冲突[146]。

20 世纪 80 年代，乡村一体化管理概念被提出，并分别出现乡村组织（机构）一体化和乡村服务一体化的方式。前者强调体制一体化，即村卫生室的产权归属和行政隶属均归入乡镇卫生院[147]。尽管在乡村一体化建设期间出现了股份合作、产权购买、举办分院、院村联办和派人挂职等不同的联办方式，但在后期均明确提出强化乡镇卫生院对村级卫生组织的指导和监督[148]。

此外，在政策上乡村一体化管理也在不断加强。根据 2003 年《乡村医生从业管理条例》第二条、第十五条规定，村医经注册取得执业证书后，在聘用其执业的"村医疗卫生机构"工作，"村医疗卫生机构"即执业地点，一般为归属村委会或乡镇卫生院管理的村卫生室。2010 年《卫生部办公厅关于推进乡村卫生服务一体化管理的意见》（卫办农卫发〔2010〕48 号）对乡村一体化的范围及内容进行了界定，乡村一体化管理是指在县级卫生行政部门统一规划和组织实施下，以乡镇为范围，对乡镇卫生院和村卫生室的行政、业务、药械、财务和绩效考核等方面予以规范的管理体制。2014 年《村卫生室管理办法（试行）》增强了县级以上卫生行政部门对村卫生室的监管作用，从规划建设到人员准入及绩效考核等多方面进行规范管理，以保障乡村卫生服务一体化管理的稳妥推进。同时为了提高村级集体建造标准化村卫生室的积极性，村委会或乡镇卫生院可对政府或集体建成的卫生室进行管理[149]。

（二）乡村一体化管理的现实意义

1. 对村级卫生服务功能和队伍稳定性的意义

乡村一体化管理政策是对我国农村卫生资源和服务的整合。通过乡镇卫生院对辖区内村卫生室进行人员管理、业务指导、绩效考核等，以及村级卫生资源的协调和管理，既从整体上发挥了乡域卫生系统的价值，也有助于拉动村卫生室的服务和能力提升，有助于医疗卫生资源的合理配置。

特别是在乡村组织结构一体化的模式下，村医纳入卫生院的人事和业务管理，他们的收入趋向稳定、业务能力也由于卫生院的培训和指导而得到提高。同时乡村两级的竞争关系被打破，两级之间加强了业务互动，对于卫生院而言既扩大了其所掌握和可以调配的卫生资源规模，也拓展了实现将病源留在基层的空间。

2. 乡村一体化对于村医队伍职业化建设的意义

在对村医队伍职业化建设的研究中，乡村一体化管理不断纳入视角，既是村医队伍建设中的关键环境，也是撬动职业化建设的钥匙之一，特别是紧密型一体化管理对村医队伍职业化建设具有重要意义。

首先，乡村两级一体化管理有助于村医职业属性的确定。我国对乡镇卫生院的功能定位一直非常清晰，乡镇卫生院员工也一直是国家卫生技术人员，执行执业助理医师的准入资格。在乡村紧密型一体化管理下，村卫生室作为乡镇卫生院的派出机构，执行与卫生院相近的组织管理、人员管理和考核等。村医被赋予卫生院的组织特征，其职业属性将得到明确。

其次，乡村两级一体化管理有助于村医职业收入和职业保障问题的解决。村医的收入将是基于卫生院机构运营而获得的收入，不再是补助性质。在养老、医疗、执业风险等保障问题上，谁来买单的问题也将得到解决。当然，购买职业收入和职业保障的开支不能全部由卫生院解决，而是地方财政与乡镇卫生院、村医个人共同担负筹资责任。

最后，乡村一体化管理有助于村医的职业认同和职业稳定。当前村医的流失问题、无法及时补充问题、职业认同低下问题等，都与职业属性、村卫生室的机构权属等相关。在农村地区，乡镇卫生院是公家单位，乡镇卫生院员工是事业编制人员，这种单位和身份带来的优越感一直根深蒂固。如果能够实行乡村紧密型一体化，乡镇卫生院的优越感将被传递给村卫生室和村医。

此外，乡村一体化下乡村两级的资源和服务将更加协同，乡村两级的服务分工将是机构内部的分工问题，乡镇卫生院也将投入比以往更多的精力于村卫生室的管理和运营，提升村医的职业服务能力。

五、紧密型和完全型乡村一体化改革与实践分析

（一）紧密型乡村一体化是主要改革方向

我国提出乡村一体化管理主要是想探索出一条合理推动乡村两级卫生发展、稳固村级卫生服务的道路。尽管乡村一体化管理政策涉及多方行为主体，如县政府和卫生行政部门、县级人事与财政等部门、乡镇卫生院、村卫生室和村委会，但在实际操作中，主要是乡镇卫生院和村卫生室之间的关系，即两级卫生机构有无实质性的统一组织机构、是否属于同一法人、人事关系是否打通、村医的工资和保障等问题。根据这些因素，乡村一体化管理存在松散型、紧密型和完全型一体化三种形式，不同形式下村卫生室的隶属关系、性质、村医的身份有所区别。

紧密型一体化是乡村两级在行政与业务上的统一协作，但该一体化状态下村医身份问题依旧得不到解决，工作积极性受到影响。在完全型一体化下，村医身份转变，乡村两级紧密合作，协同开展业务，人员工资收入按统一标准进行发放。从村医的角度看，完全型一体化是比较符合他们的意愿的，有助于解决身份、工资、养老保障、医疗保障等问题。但是该一体化形势下编制问题一直难以解决，同时对村卫生室的投入加大带来政府财政压力增大，另外还需要强大的信息系统作为支撑，才能真正实现乡村两级的服务整合、资源整合目的。

在目前形势下，紧密型一体化是比较容易实现而且在一定程度上能够解决村医稳定性和村卫生室功能发挥的路径。乡镇卫生院对村卫生室由业务指导转型为

全面管理，镇村形成利益共同体，即紧密型的乡村一体化管理，可将村卫生室作为乡镇卫生院的派出机构或独立科室，实行行政、业务、财务、药械、人员"五统一"管理，通过劳动合同与聘任制确定和村医的用人关系，有条件的，可以逐渐将村医纳入到编制内[150]。

（二）湖北省枝江市乡村两级一体化管理改革：村医管理权限交给卫生院

枝江市位于湖北省宜昌市东南部，属宜昌市代管县级市，面积为 1374 平方公里，辖 8 个镇 1 个街道、194 个行政村、27 个社区，截至 2020 年底总人口约为50 万人①。1997 年枝江市百里洲镇推行"院村联办"形式试点乡村一体化管理。由乡镇卫生院和行政村村委会联合举办村卫生室，资金投入由乡镇卫生院和村卫生室共同担负，乡镇卫生院承担管理权，并下派人员与村医共同在村卫生室工作，乡镇卫生院拥有对村卫生室的人员、财务、业务、药品管理权和部分所有权。该模式获得了镇内 97.3%村医的认同，在院村共同管理的模式下，乡镇卫生院与下辖卫生室形成利益共同体，为村卫生室注入活力，也增强了村卫生室抵御医疗风险的能力[151]，但也暴露出多头管理的弊端。

2017 年初，枝江市推行乡村卫生服务一体化管理，并在仙女镇、董市镇卫生院开展试点。村医的管理工作基本上全权交给各乡镇卫生院，要求全面落实行政、人员、业务、财务、药械"五统一"的一体化管理，促进镇村两级医疗卫生资源的合理分配。其管理模式可归为"院办院管"，解决了村卫生室多头管理的问题，有利于镇村两级卫生资源合理利用，提升村卫生室管理水平，增强基层医疗服务能力。

当前枝江市全面推行乡村卫生服务一体化管理，对村医的管理工作基本上全权交给各乡镇卫生院，实现了行政、人员、业务、药械、财务的统一。每个村卫生室配备两个村医，其中包括一名女性村医，并让大龄村医和年轻村医结合，村医由卫生院统一调配。枝江市村医的管理权限交给各卫生院后，相关部门每半年对村卫生室进行一次督查，需要整改的全部由各卫生院负责落实，并作为对卫生院的考核内容之一。2017 年上半年，枝江市政府印发《村卫生室人事管理办法》，对村医的成长、养老、绩效及执业风险方面做出相关规定[152]。

综上所述，枝江市实行"院村联办，院主管"一体化管理之前，市卫生和计划生育局、各乡镇卫生院、各村委会对下辖村医都具有管理权，存在多头管理的现象。实行一体化管理后，卫生室的资产归村委会所有，但村卫生室的管理全权委托于卫生院，卫生院安排人员担任村卫生室法定代表人，村医由乡镇卫生院统

---

① 《枝江概况》，http://www.zgzhijiang.gov.cn/list-11-1.html。

一调配，卫生院与村委会建立定期沟通机制，由市卫生和计划生育局每半年对村卫生室进行一次督查，检查结果作为乡镇卫生院考核内容之一并负责后续整改工作的落实。

（三）甘肃省乡村一体化管理改革：村医的合同制身份

2018 年甘肃省印发《关于进一步完善乡村医疗机构一体化管理工作的通知》，对村卫生室和村医进行调整。此前村卫生室属于独立机构，该文件部署了 2019 年甘肃省村医及村卫生室改革任务，厘清了乡镇卫生院及其辖区内的所有村卫生室，乡镇卫生院作为该乡镇规模较大的医疗机构，将统一管理其辖区内的村卫生室，乡镇卫生院与村卫生室属于两级隶属关系，村卫生室是乡镇卫生院的隶属机构，二者法人相同，负责人则由上级机构指定或派出特定人员担任。

管理模式上改为实质性的乡镇卫生院与村卫生室一体化管理，包括了行政、业务、人员、药械、财务、绩效考核"六统一"；乡镇卫生院与村医签订劳动合同，平均每月发放工资 1000 元，并为具有相关执业证书且符合聘用条件的村医购买城镇职工基本养老保险，以缓解在岗村医在养老经济等方面的困难[153]。该文件的印发使甘肃省在明确村卫生室和村医的身份上迈出重要一步，但村医仍属于乡镇卫生院的临聘职工，并未在本质上解决村医编制问题。2013 年国家卫生和计划生育委员会提出部分有条件的地区可将取得执业（助理）医师资格的村医纳入乡镇卫生院编制内，实行劳动合同管理，进一步落实"县聘乡管村用"[154]。

（四）部分地方村卫生室改革与村医入编的改革实践

在地方改革中，根据地方实际情况，确实也有为村医解决编制问题的情况。例如，在推进乡村一体化建设中，陕西省汉阴县采取相关举措将村卫生室编入乡镇卫生院机构内成为其隶属机构，把村医编入乡镇卫生院职工群体编制内，同时采取村医的竞聘上岗入职机制，为村医统一购买城镇职工基本养老保险。浙江省绍兴市 KQ 区通过基层医疗的调查，首先开始了村级医务人员的编制改革，有效落实村医核编，共核定基层医务人员编制 337 个，规定基层医务人员的入编必需条件为村级卫生服务人员应具有执业（助理）医师资格，一系列举措保证了村级编制的专用性，以及避免人才虹吸现象，规定村级卫生编制不与乡镇卫生院混岗使用。2017 年我国贵州省麻江县推行了村级医务人员"员额制"改革，包括医疗机构的性质、医疗机构法人和村医身份等方面的改革。以乡镇（街道）为单位，对所辖村配置员额数量、岗位及职务等进行管理。"员额制"的首要措施是将村卫生室改为非营利性医疗机构，并纳入乡镇卫生院机构内，由乡镇卫生院法定代表人或其指定人员担任法定代表人和负责人。通过聘任制统一招聘村医或大中专医学毕业生进入员额制，并作为编外补充人员与乡镇卫生院编内人员共同管理考核。村医补助包括了医务人员基本工资、"四险"（即城镇职工养老保险、医疗责任险、工伤保险和新型农村合作医疗保险）、公共卫生服务补贴等，由县级财政拨款为所聘用村医购买保险。员额管理并不是传统意义上的事业编制，但在待遇方面，和事业单位的在编人员是一样的，体现出了乡村医生"编外人员、编内管理"的管理方式。

这种改革方向，类似前文说的完全型乡村一体化管理，是一套解决村医头等问题的组合拳[155]。当然，我们也认为这种改革方式需要资源、地方部门综合协调，也需要魄力。同时为了真正发挥一体化下的村卫生室功能，信息系统的完善、医防融合工作模式的调整也将是接下来的重点任务[156]。

第二节　村医管理争议：编制问题与解决思路

编制管理是中国特色的人事管理方式。编制指组织机构的设置、人员数量的定额和职务的分配等，由用人单位提出计划，向主管部门申请经审核后予以批复，对人员的实际配置具有指导和约束作用。编制内工作人员的工资和福利待遇由当地财政资金负担，收入和岗位的稳定性是主要吸引力。正因如此，村医一直有着对入编的期望，希望有朝一日能够进入体制内，享受稳定的待遇保障。村医与乡镇卫生院职工、乡村教师等类似人员相比存在的差距则加大了村医的心理不平衡感。

一、村医编制的横向比较

（一）与乡镇卫生院职工的差距

村医和乡镇卫生院都是农村防病治病的关键力量。一直以来，乡镇卫生院作为社会公益性事业单位，归属于政府卫生健康行政部门管理[157]，实行财政补助事业编制，综合考虑功能定位、职责任务、服务人口、服务范围等因素，按照总量控制、分类核定、统筹使用的办法进行配备。原则上，根据《关于印发乡镇卫生院机构编制标准指导意见的通知》，乡镇卫生院人员编制按照服务人口1‰左右的比例核定。

改革开放之后，随着市场经济向医疗卫生领域的扩张，国家在乡村医疗卫生领域开始了"大撤退"[158]。21世纪以来，国家明确了基层医疗卫生的公益属性，并将村医重新吸纳到基层医疗卫生体系。但是乡村医生队伍始终被列为编制外，是一支"非正规部队"。政府强调保障乡镇卫生院的工资收入和社会保障待遇，但对乡村医生更多地强调使用，通过工作量来实现收入，具有较大的不确定性。这种不同的编制管理方式，给乡村一体化管理的落实带来障碍，乡村两级机构被分成两种不同性质的机构属性。无论是对人员使用还是业务管理等，都造成上下两级之间的阻隔点。

（二）与乡村民办教师的差距

在 20 世纪五六十年代，乡村民办教师和乡村医生同属于半医（教）半农的身份。从 20 世纪 80 年代开始，乡村民办教师通过国家政策转为公办教师，解决了编制待遇问题。1983 年 8 月，我国发布的《关于中小学教师队伍调整、整顿和加强管理的意见》提出"每年安排一定的劳动指标，在考核合格的民办教师中，转一部分为公办教师"。此后，民办教师的管理、待遇等都逐渐规范，教师作为专业人员的身份开始清晰[159]。然而乡村医生问题一直在原地打转，编制外身份造成乡村医生的不平衡感。他们希望能够和乡村民办教师一样，踏上稳定的职业之路。

（三）与村干部的比较

村干部是由村民自治组织选举产生、在村组织中担任一定职务的、管理村内公共事务和提供公共服务的工作人员。村干部在农村地区具有独特的政治地位和社会作用，他们是农村发展领头人，是乡村振兴战略能够落地生根的重要力量。尽管村干部在农村基层治理中的重要性显著，但是与国家工作人员不同，村干部不属于国家行政干部体制，不在编。

村干部在岗期间享受一定的政治经济待遇。1998 年的《中华人民共和国村民委员会组织法》第九条第三款规定"村民委员会成员不脱离生产，根据情况，可以给予适当补贴"。在实际工作中，村干部的待遇水平直接取决于当地政府财政供给能力以及村集体的收入情况。2009 年中共中央组织部下发《关于加强村党支部书记队伍建设的意见》，明确规定按照不低于当地农村劳动力平均收入水平，确定村党支部书记的基本报酬。至 2012 年，全国 31 个省区市的村党支部书记基本报酬实际都是当地农村劳动力平均收入或农民人均纯收入的 1.5～2 倍。一些经济发达地区，如北京、上海、江苏、浙江、广东等地，村党支部书记年收入最高标准都在 10 万元以上。村委会主任的报酬待遇与村党支部书记相同，或约为村党支部书记的 80%～90%。其他村干部报酬约为村党支部书记的 50%～90%[160]。

由此可见，尽管村干部待遇低的呼声一直存在，但实际上与农民相比，村干部收入是有显著性优势的。除了报酬待遇的保障，国家对村干部的职业发展提供了拓展空间。例如，选拔优秀村干部进入乡镇领导班子、选拔优秀村干部考录乡镇公务员和乡镇事业单位工作人员等措施。2009～2012 年三年累计分别有约5600 人、4300 人和3400 人通过这些渠道得到晋升。此外，村干部的养老保险和离职保障等开展也比较早。2021 年中央一号文件（《关于全面推进乡村振兴加快农业农村现代化的意见》）下发，强调要加强对农村基层干部激励关怀，提高工资补助待遇，改善工作生活条件，切实帮助解决实际困难。

与村干部相比，尽管乡村医生的职业收入没有优势，但是也有一些村医的收入高于村干部。2014 年湖北省民政厅对全省 118 个县市区的建制村干部的报酬情况进行统计，村主职干部的工作报酬平均为 10 233 元/年，副职干部为 7830 元/年[161]。2014 年乡村医生年收入的现场调研结果见表 9-2，湖北省乡村医生的人均年职业收入为 23 245 元。但是，如果考虑村干部与村医在本职工作投入的时间长短、是否有时间从事农业劳动、其他收入情况等方面的话，乡村医生年收入实际上并不比村干部高。

表 9-2　2014 年不同地区乡村医生实际收入情况（单位：元）

地区	最小值	最大值	均数	标准差
浙江	2 000	80 000	41 441	14 549
KQ	2 400	79 300	42 127	9 431
TX	2 000	80 000	40 856	17 822
江苏	7 000	80 000	36 058	12 300
JR	7 000	80 000	37 912	11 819
SY	8 000	42 000	25 071	8 988
湖北	500	169 713	23 245	14 366
MC	1 200	46 743	25 891	8 771
JS	500	169 713	17 647	20 913
安徽	2 000	84 300	30 465	16 198
TL	2 000	84 300	35 938	19 129
HN	6 000	70 000	25 619	11 155
甘肃	200	132 400	14 344	12 852
LX	200	45 900	11 707	9 503
DX	800	132 400	20 495	16 991
四川	260	121 450	10 051	9 432
WC	3 600	18 000	11 209	2 980
HS	7 200	121 450	12 930	11 323
MX	260	27 300	5 324	5 379

二、村医编制问题带来的影响

编制问题不是孤立的，它虽然只是村医职业建设环节中的一环，但却承接诸多职业要素。近者直接关系着村医的待遇和能够享受什么样的保障，远者关系到村医队伍的稳定性。没有了稳定的村医队伍，村级卫生服务需求的满足将受到影响，甚至会影响健康中国战略的实现。

第一，对职业收入和职业保障的影响。

基于编制的特殊性，入编者等同于拥有了传统观念中的"铁饭碗"。由于没有编制，当前村医收入为补助形式，而非工资。村医收入的高低与工作量直接挂钩，有能力的村医的月收入高。相反，年纪大、服务人口少的村医，则面临收入低下问题，收入悬殊较大。每个地方都有收入特别低的村医，远达不到当地农民收入的平均水平。

无论是养老保险还是医疗保险，如果以职工身份参加，都需要承担单位筹资部分。乡镇卫生院限于自身经济状态，没有实力承担单位缴费。地方财政表示为村医出资购买职工保险缺乏身份依据，其原因是村医没有编制。当然，近几年来一些地方通过改革，对取得执业（助理）医师资格的村医，实行"财政补贴＋卫生院缴费＋个人缴费"相结合的方式，解决了部分村医的职工保障问题。

第二，对职业认同和职业稳定的影响。

如前所述，与乡镇卫生院职工或者乡村教师相比，村医的身份存在差距，既影响着社会对村医队伍的定位和认同，也影响着村医的自我职业认同。随着社会环境的发展和人的需求不断满足，生理需求不再是村医的主要需求，转为发展需求和自我实现需求。编制问题、身份问题、职业发展空间等问题缠绕一起，村医的高层次需求无法得到满足，产生离职倾向。调查发现，如果在村医纳入乡镇卫生院编制的情况下，村医队伍的稳定性将会增强。41.50%的村医表示曾经萌生过放弃村医职业的想法，但在假设"给予村医在乡镇卫生院的编制，并限定在乡村两级机构从业"职业状态下，这部分村医中有97.09%都表示将改变态度，愿意稳定从事现职工作。

三、解决村医编制问题的纵向发展

2018 年 12 月，国家卫健委官网发布《关于政协十三届全国委员会第一次会议第 2854 号（医疗体育类 270 号）提案答复的函》中提到：从全国情况看，在当前从严控制事业编制的背景下，将村卫生室人员全部纳入乡镇卫生院编制管理条件尚不具备①。但是，全国部分省区市对村医纳入编制管理进行了多种形式的探索和试点。

（一）增加/调剂乡镇卫生院编制，专门用于村级卫生机构

江苏省是行动较早的省份。2012年，江苏省镇江市卫生、财政、编办部门联合下发《关于做好乡镇卫生院派驻村卫生室专项编制核定工作的通知》，要求在已核定编制的基础上，增加乡镇卫生院编制总额，新增编制专门用于村卫生室人员，下派充实村卫生室的技术力量。同时规定，取得编制的人员需要具备执业（助理）医师资格。到2012年，全市核定增加的编制数达660个[162]。2020年，江苏省扬州市出台政策，调剂部分乡镇卫生院编制，定向招聘村卫生室执业（助理）医师。截至2020年7月，江苏省乡村医生进编管理人数已超过1000多人②。

2020年中共中央、国务院《关于抓好"三农"领域重点工作　确保如期实现全面小康的意见》提出："允许各地盘活用好基层卫生机构现有编制资源，乡镇卫生院可优先聘用符合条件的村医。"村医入编问题也将迎来良好的机遇。

（二）为村级卫生机构单独建编

该模式是浙江省绍兴市柯桥区的探索做法。据了解，全区核定村级卫生人员编制337名，规定村医在取得执业（助理）医师资格后，纳入编内管理，采取进编不占编形式，不与乡镇卫生院混岗使用。在调研现场我们发现一些农村订单培养的大学生就是通过这种方式获得编制，既增加了当地订单培养医学生的报名生源，也坚定了他们的入职决心。

（三）转变管理模式，促进村医入编

综合全国村医的管理模式，可分为县招乡管村用、乡聘村用、村聘村用等模式。前两种模式具有区域整合特征，更有助于村医的统一管理和调配，也有助于编制问题的解决。例如，在江苏海安、贵州麻江等地，实行乡村医生聘任制，村

①《关于政协十三届全国委员会第一次会议第2854号（医疗体育类270号）提案答复的函》，http://www.nhc.gov.cn/wjw/tia/201812/3ec88ff05ecb459d8c66e304d96aee26.shtml。

②《对省政协十二届三次会议第0151号提案的答复》，http://wjw.jiangsu.gov.cn/art/2020/7/28/art_59524_9329587.html。

医纳入编制内人员管理。2020 年，贵州遵义市按照"县招乡管村用"管理模式，将新进乡村医生纳入编制内管理，要求"逐步实现 1 个行政村至少配备 1 名编制内乡村医生"。

部分地区将村卫生室作为乡镇卫生院派出机构，解决入编问题。例如，湖北宜昌、陕西汉阴等地在推进乡村一体化建设中，将村卫生室作为卫生院派出机构，将村医作为卫生院职工，纳入乡镇卫生院编制内管理。该管理下，村医的收入、养老保障问题得到了相应解决。甘肃省在 2019 年在全省内全面铺开，将所有村卫生室作为乡镇卫生院的派出机构，实行乡村一体化管理。村卫生室与乡镇卫生院成为实质性一体，真正实现"六统一"。乡镇卫生院与所辖村卫生室为同一法人，村卫生室只设立负责人。

（四）激励村医考取乡镇卫生院编制

一些地方无法增加编制，但是出台村医的激励措施，允许现有村医通过考试考核择优纳入乡镇卫生院编制。例如，2020 年山西省天镇县实施村医"乡招村用"，让符合条件的村医通过公开招考，享有乡镇卫生院编制，报考条件是"具有中等及以上医学类专业学历，优先聘用有执业（助理）医师资格人员"①。

四、对村医入编的思考

（一）编制动态管理改革对村医入编的启示

"编制身份"虽然能给人以稳定的状态，但由于其终身制和固定制特征，容易使员工出现"慵、懒、散"现象，影响着员工和机构的工作状态[163]。医疗机构属于社会公益性单位，实行事业单位编制。随着新一轮事业单位改革的推进，编制管理发生改变，静态、僵化的编制使用模式被打破，代之以动态管理。

2016 年以来，安徽省探索"编制周转池"改革，破解编制资源配置固化难题。在不改变各单位编制"所有权"的前提下，将编制"所有权"与"使用权"分离，实现编制资源的统筹使用和总量控制，通过有减有增、实现动态平衡，从而解决长期存在的"无编可用"和"有编无用"并存的难题[164]。乡镇卫生院编制周转池是其中的一个类型，它依托县域内医共体，建立起"县级统筹、乡镇所有、统一使用"的"县管乡用"的编制和人才的灵活使用机制。广东省的"人才池"制度

---

① 《天镇县卫生健康和体育局公开招聘乡村医生的公告》，http://www.dttz.gov.cn/dttzx/gkzp/202012/e083-a46588d94701a810fc5e1520907a.shtml。

与"编制周转池"具有异曲同工之效。它通过实行"县招县管镇用",促进编制和人才在全县内的统一调配和流动。

　　无论是编制周转池还是人才池制度,共同之处都在于强调破除编制的固化、僵化特征,探索灵活动态的编制使用机制。尽管部分省区市提出村医编制的单独使用,以保障编制不被挪用,但是结合当前我国编制动态使用的改革趋势,我们建议采取以区域为基础的综合性编制管理和使用模式。

　　长期以来,我国乡镇卫生院编制处于空编和缺编共存的状态,很多乡镇卫生院由于县财政压力,单位编制长期空缺。打通乡村两级的编制使用方式,既可以盘活乡镇卫生院的空闲编制,又解决了村医的入编问题。该模式下,乡村两级编制统筹使用,根据当地乡镇卫生院和村卫生室的功能分工、一体化管理的实际情况,具体确定编制的使用规则,合理规划并给予村医编制。由乡镇卫生院对编制内村医实行统一管理、调配和考核,建立村医的基础工资财政保障机制。

(二)村医入编条件的考虑

　　村医入编并不是指所有的乡村医生都需要纳入编制管理,而是根据当前我国村医队伍的实际情况,采取逐步走的策略。基于村医的能力、资格、年龄等条件,确定科学的入编资格。

　　(1)职业资格条件。综观各地的做法,一般以执业助理医师资格作为入编的基础条件。湖北省的文件明确提出只有拥有执业(助理)医师证书或者注册护士资格的乡村医生,才有机会优先入编。考虑到国家对村医执业资格的改革,可以考虑以乡村全科执业助理医师作为新的入编条件,促使更多的村医能够纳入入编的范围。

　　(2)学历条件。现在一部分地方以具有中等及以上医学类专业学历为村医入编的学历条件。为了最大限度地激励村医的终身学习和自我成长,以及随着今后国家学历教育的提升,村医入编条件需要逐步提升至大专及以上学历。

　　(3)年龄条件。入编并不是为了单纯解决村医的身份问题,更是要起到稳定村医队伍的作用。因此对入编的年龄应有要求,规定村医距法定退休年龄需要十年至十五年。如果年龄太大或者马上到达退休年龄的村医入编,则易加大地方财政负担,而不是稳定村医。

　　(4)经历条件。宽泛的界定是县域内的现有在岗村医,即强调从现有村医队伍中去选拔可以入编的人员。但有些地方对在岗时间有所限制,除订单培养医学生和大学生村医外,需要有 5 年以上的村医工作经历,才可以申请入编。另外,基于村医队伍稳定性的考虑,可以对入编后村医在村卫生室的最低服务期限予以确定。

（5）特殊条件：农村订单培养医学生和大学生村医可以不考虑前述的入编条件。

（三）认识村医入编背后的根源与解决之道

当前我国事业单位改革推进过程中，除了编制综合统筹改革之外，还存在另一种呼声，即取消编制。在卫生领域，学者同样提出打破公立医院编制的观点，认为医院去编制已经成为大趋势，不可阻挡，医院将进入医护合同制时代。其实在 2011 年 10 月，天津市泰达医院（三级综合性公立医院）就完成了全员去编的改革[165]。通过对医院原有事业编制员工进行分流，一部分去社区医疗机构继续保持事业编制，另一部分继续留在医院，但实行聘任制。甘肃省发布的《2019 年全省卫生健康 10 项重点工作实施方案》明确提出各级现代医院管理制度试点医院将依法全面推行聘用制度和岗位管理制度，实行合同管理，逐步实现同工同酬同待遇。

在取消编制改革的带动下，我们需要透过村医入编期望看到背后的本质需求。村医想入编只是一种表面现象，是在当前社会编制管理形态下的需求反映，其根本是希望能够实现与其他卫生技术人员性质一致的社会地位和认同。在取消编制改革推动下，村医的入编愿望也许会变成其他相类似的期待。因此，村医入编问题的解决，需要从村医队伍的职业属性出发，用清晰、规范的职业属性定位赋予村医科学适宜的职业位置和保障。

第三节　村医从业争议：土地问题

纵观近 60 年演变历程，村医半医半农身份既有历史背景，也有实际原因，即村医拥有土地。社会上有不少人认为，土地问题影响着村医的身份和职业投入，如果将来村医走职业化道路，他们拥有的土地怎么解决？是继续持有还是上交？要回答以上问题，首先需要回答三个与之非常相关的问题：①是否是土地的原因将村医身份禁锢在半医半农？②土地是否为村医提供收入保障？③土地是否影响村医工作完成情况？

一、拥有土地是否等同于农民身份？

研究者认为，拥有土地并不等于农民身份，土地不是农民的标签。2014 年 7 月国务院《关于进一步推进户籍制度改革的意见》出台，提出"建立城乡统一的户口登记制度。取消农业户口与非农业户口性质区分和由此衍生的蓝印户口等户口类型，统一登记为居民户口，体现户籍制度的人口登记管理功能"，旨在促进社会的公平性。那么今后，土地便不会是农民与非农民的划分标准。因此，即使村医拥有土地，也不能为村医贴上"农民"或者"半农民"的标签。

二、村医土地创造了多少收入？

土地的价值与投入的劳动息息相关。村医虽然拥有土地，但是他们对土地投入的劳动和时间无法与全职农民相比，因此土地具有的价值也不能与全职农民所拥有的土地价值相提并论。尤其在当下，分级诊疗被作为医改重点，村医公共卫生工作日益繁重，承担的任务量越来越艰巨，许多村医反映本职工作做好都有很大难度，更不用说能投入很多时间和精力到农业活动中。土地对他们而言价值可能越来越低，创造的收入也越来越少。

虽然土地在一定程度上确实能为村医创造收入，但土地收入并不能构成村医的主要收入，而且不足以为村医提供养老保障。调研发现，中部地区超过90%的村医土地收入占总收入20%以内。西部地区80%的村医土地收入占总收入比重维持在50%以内，见表9-3。

表9-3　不同地区村医的土地收入占总收入比重

地区	占 20%以下	占 20%~50%	占 50%及以上
东部	84.88%	13.66%	1.46%
中部	91.02%	8.98%	0
西部	50.85%	30.23%	18.93%

三、土地是否对村医进行职业投入产生影响？

（一）村医的本职工作时间投入高

拥有土地，似乎意味着在土地上花费一定的时间操作。但实际情况是，因为村医承担了全国30%左右的诊疗服务和40%左右的基本公共卫生服务，而公共卫生服务需要花费大量的时间和精力。现场发现69.89%的村医拥有土地，66.31%的村医从事农业活动。但是由于村医的本职工作时间投入较多，因此，村医没有更多的时间去进行农业劳动。

东部地区近70%的村医从事医疗服务时间在8小时以上，中部地区75%的村医从事医疗服务时间更是达到 12 小时以上。相对而言，西部地区的村医在本职工作上的时间投入要少一些，超过 50% 的村医从事医疗服务时间在 8 小时以内，见表 9-3。究其原因，是因为在西部地区农户分布分散，村医在进行公共卫生服务的时候需要花费大量的时间在路途当中。

表 9-3　不同地区村医拥有土地情况及从事农业活动情况

地区	拥有土地村医占比	从事农业活动村医占比	从事医疗服务日均时间分布			
			5 小时以内	5~8 小时	8~12 小时	12 小时及以上
东部	51.12%	60.37%	0.19%	32.84%	56.72%	10.26%
中部	68.63%	59.01%	0.21%	2.97%	21.82%	75.00%
西部	89.86%	79.56%	17.61%	40.88%	13.63%	27.88%

此外，在调研中还发现西部少数农村存在部分时段找不到村医的问题，事实上这是村医的管理问题，也是村医职业化需要解决的问题之一。当村医成为一种职业，村医什么时间该做什么以及怎么做的问题都会有明确的规定，也会有更多管理措施相配套，加之村医的待遇问题得以解决，村医工作会逐渐规范，土地阻碍职业投入的问题将不存在。

（二）拥有农业户口的村医从事农业活动对村医职能影响

表 9-4 显示了询问村医对"村医从事农业活动是否影响本职工作"的回答结果。在西部地区，超过 60% 的村医认为对村医的本职工作产生一定影响，如在甘肃、四川等地，农忙季节村医均花费一定时间在田地里，才能保证农作物的收成。而在中部湖北和安徽等地，分别有 59.72% 和 47.93% 的村医认为农业活动对村医工作影响很大，经常容易产生冲突，但为了保证卫生服务的开展，他们只有放弃农业活动而专心投入职业工作。

表 9-4　不同地区村医从事农业活动对其作为村医的影响

地区	影响很大，经常冲突		有些影响，在特定时间内可能冲突		基本没有影响，可以协调		完全没有影响		合计/人
	人数/人	比例	人数/人	比例	人数/人	比例	人数/人	比例	
总计	545	35.90%	691	45.52%	231	15.22%	51	3.36%	1518
浙江	41	18.47%	120	54.05%	41	18.47%	20	9.01%	222
KQ	9	10.71%	65	77.38%	8	9.52%	2	2.38%	84
TX	32	23.19%	55	39.86%	33	23.91%	18	13.04%	138

续表

地区	影响很大，经常冲突		有些影响，在特定时间内可能冲突		基本没有影响，可以协调		完全没有影响		合计/人
	人数/人	比例	人数/人	比例	人数/人	比例	人数/人	比例	
江苏	116	37.06%	140	44.73%	49	15.65%	8	2.56%	313
JR	72	29.15%	123	49.80%	44	17.81%	8	3.24%	247
SY	44	66.67%	17	25.76%	5	7.58%	0	0	66
湖北	212	59.72%	108	30.42%	31	8.73%	4	1.13%	355
MC	130	57.78%	68	30.22%	25	11.11%	2	0.89%	225
JS	82	63.08%	40	30.77%	6	4.62%	2	1.54%	130
安徽	58	47.93%	59	48.76%	4	3.31%	0	0.00%	121
TL	33	55.00%	23	38.33%	4	6.67%	0	0	60
HN	25	40.98%	36	59.02%	0	0	0	0	61
甘肃	97	36.88%	112	42.59%	39	14.83%	15	5.70%	263
LX	54	28.72%	92	48.94%	28	14.89%	14	7.45%	188
DX	43	57.33%	20	26.67%	11	14.67%	1	1.33%	75
四川	21	8.61%	152	62.30%	67	27.46%	4	1.64%	244
WC	0	0	32	96.97%	0	0	1	3.03%	33
HS	0	0	76	66.67%	37	32.46%	1	0.88%	114
MX	21	21.65%	44	45.36%	30	30.93%	2	2.06%	97

结合调查地区和年龄分布阶段综合来看，浙江地区只有约 40% 的 60 岁以上村医会干农活，其余年龄阶段基本无人从事农业活动。这一方面是由经济发展特征决定的，浙江多数地区农田实行承包或出租，以此带来高收入。另一方面浙江大部分村医执行 8 小时工作制，或提供 9～12 小时的卫生服务，无暇顾及农活。而江苏在各个年龄段均有部分村医从事农业活动（18～30 岁年龄段除外，江苏 JR 与 SY 无该年龄段村医）。在西部地区，41～50 岁村医从事农业活动的比例显著高于本地年轻村医，也高于东中部同年龄阶段村医。

四、从事其他活动对村医职能的影响

通过对调查地区村医的访谈发现，除了从事农业活动，许多村医还从事其他活动，如商业、当村干部、外出务工等。例如，湖北恩施鼓励村医村教进村支两委的政策，按照州委的要求，符合条件的可以进村两委的班子，如村主任、村书记、支部委员或村委委员等。他们跟老百姓的联系密切，老百姓容易接受，可以发挥稳定沟通协调的作用，工作开展比较方便。但此种做法也有潜在弊端，由于村中琐事繁多，他们没有办法完全兼顾村医工作和村委工作，更谈不上在繁忙的工作之余去提高个体现有的执业资格。

五、如何解决职业化建设中的村医土地问题？

职业化是一个职业发展所经历的动态过程，这个过程中充满改革和动态调整。不可否认，村医队伍职业化建设中要考虑土地问题，但我们认为土地问题并不构成职业化的障碍。政府应在客观思考村医各种土地复杂关系的基础上，制订出适宜的解决方案。

政府应在国家土地政策的总原则下思考村医的土地问题。农民的土地承包经营权是受到制度保护的，即使国家在进行户籍制度改革时也非常强调这一点。从社会层面看，人们在进行职业选择的时候户口不是主要的考虑因素，是否拥有土地也不会成为在各行业就职的主要原因或者干扰因素。对村医来讲，即使身上被附着的农民属性一时难以根除，也不能影响村医进一步职业化。

因此，传统观念认为将交出土地作为解决村医职业化建设的途径之一，并非必要之举。事实上，根据2015年国务院办公厅印发的《关于进一步加强乡村医生队伍建设的实施意见》，随着未来村医职业化建设，村医学历结构、执业资格提升，村医的"医生"身份将逐渐被强化，这就意味着传统的半医半农身份问题将逐渐解决。村医收入、养老等将被进一步保障；功能定位将进一步明确，通过加强村医管理，规范村医工作，使村医能更好地为广大农民服务。通读全文，发现文件中对村医土地问题只字未提，并不表示国家对土地问题未予以思考，而是与职业化建设相比，土地问题并不构成实质阻碍问题。

第四节　村医对职业化改革的态度

为了解村医对职业化改革的态度，我们根据职业化建设后的职业状态，设计村医的个人问卷，询问他们对于村医职业化状态的态度，包括认可度和个人转变意愿，共有效收集1475份村医的个人问卷[166]。

一、村医对职业化状态的认可度

村医对六个职业化状态认可度不一，其中认可度最高的两个职业化状态是"给予相应的社会保障"（85.24%）和"实行到龄退休制度"（82.22%），均属于利益保护型状态。认可度最低的是"放弃原先以农民身份分配的土地"（29.44%），是典型的利益受损型状态。同时发现村医对提升职业准入资格和全日制从业方式的要求认可度稍低，究其原因，是因为与传统要求相比，这两个职业化状态对村医执业的要求提高，是潜在风险因素。

二、村医的职业化转变意愿

通过问卷继续询问村医的职业个人转变意愿，意愿较高的是"给予相应的社会保障"（96.6%）、"根据工作绩效获得相应的收入"（96.3%）和"实行到龄退休制度"（96.1%）。值得注意的是，"根据工作绩效获得相应的收入"认可度不高，但是转变同意率却很高。继续对那些认可职业化状态的村医进行个人转变意愿的分析发现，除"放弃原先以农民身份而分配的土地"外，其他五项都获得了高度赞同，并且转变同意率均在93.0%以上，见表9-5。

表9-5　村医对职业化状态的认可度与职业化转变意愿构成

职业化状态	对职业化状态的认可度		个人转变意愿		个人转变意愿中认可职业化状态的村医个人转变意愿	
	认可人数	不认可人数	同意人数	不同意人数	同意人数	不同意人数
1. 具有乡村全科执业（助理）医师资格	1020 (69.15%)	455 (30.85%)	1194 (81.90%)	264 (18.10%)	932 (93.00%)	70 (7.00%)
2. 全日制从事医疗卫生工作	1059 (72.68%)	398 (27.32%)	1293 (88.74%)	164 (11.26%)	1014 (95.75%)	45 (4.25%)
3. 根据工作绩效获得相应的收入	1123 (77.08%)	334 (22.92%)	1403 (96.29%)	54 (3.71%)	1093 (97.33%)	30 (2.767%)
4. 给予相应的社会保障	1242 (85.24%)	215 (14.76%)	1407 (96.57%)	50 (3.43%)	1193 (96.06%)	49 (3.94%)
5. 放弃原先以农民身份而分配的土地	429 (29.44%)	1028 (70.56%)	910 (62.46%)	547 (37.54%)	315 (73.43%)	114 (26.57%)
6. 实行到龄退休制度	1198 (82.22%)	259 (17.78%)	1400 (96.09%)	57 (3.91%)	1147 (95.74%)	51 (4.26%)

继续对"是否愿意放弃土地"进行单因素分析，选取拥有土地的村医为对象进行卡方分析。表9-6结果显示，年龄和文化程度会对"放弃原先以农民身份而

分配的土地"产生影响，具有统计学意义。随着年龄增大，村医愿意放弃土地的比例上升；大专及以上村医的放弃土地意愿低于中专及以下学历的村医。

表 9-6　村医放弃土地影响因素的卡方检验

村医情况		是		否		χ^2值	p 值
		频数	比例	频数	比例		
性别	男	547	61.1%	348	38.9%	0.11	0.736
	女	226	60.1%	150	39.9%		
年龄分组	18~30 岁	44	49.4%	45	50.6%	22.02	0.000
	31~40 岁	138	53.5%	119	46.5%		
	41~50 岁	243	58.7%	171	41.3%		
	51~60 岁	189	67.7%	90	32.3%		
	60 岁以上	158	68.4%	73	31.6%		
文化程度	初中及以下	165	56.1%	129	43.9%	16.76	0.002
	高中	102	72.9%	38	27.1%		
	中专	423	62.6%	253	37.4%		
	大专	61	51.3%	58	48.7%		
	本科及以上	8	57.1%	6	42.9%		

三、职业化改革带来村医现有利益的调整

　　中央和地方政府出台的系列政策文件和改革方案逐渐改善了村医队伍状况。但随着社会经济的发展和农村居民健康服务需求的不断释放，村医队伍问题依旧突出。村医职业化改革是村医作为一个职业所经历的改革和动态调整的过程。职业化改革的结果意味着村医职业的基本属性发生演变，职业资格、功能定位、从业方式、职业保障等这些关键要素得到系统发展，最终促使村医发展成为一种相对固定且为人们所认同的独立社会职业，得到政策和法律承认。村医从业者也以此职业作为介入社会、谋求生活的方式，形成一个相对稳定的社会群体。当前我国村医队伍正朝着职业化建设目标迈进，特别是 2015 年国务院办公厅印发的《关于进一步加强乡村医生队伍建设的实施意见》，部署进一步加强村医队伍建设，切实筑牢农村医疗卫生服务网底。

但是职业化改革是对村医原有状态的调整，夹杂着各种肯定之声或者消极意见。研究发现，在村医职业化建设状态中，村医倾向于选择利益保护型职业状态，"给予相应的社会保障"和"实行到龄退休制度"是村医长久以来的期望，是对村医"付出"所给予的"回报"，无论是认可度还是个人转变意愿都很高；但土地问题强烈撼动了村医的既得利益，因此认可度和转变同意率都很低，尽管81.66%的村医承认土地确实对村医工作产生影响，常常或者在特定时间内与村医工作冲突。从职业资格状态变化看乡村全科执业助理医师的职业资格确实对年纪大、学历低的村医带来一定挑战；全职从事医疗卫生工作也撼动了部分村医的既得利益，但影响相对较小。

第十章　村医队伍职业化建设中的政府与市场作用

第一节　政府在村医职业化改革中做什么

在城乡二元社会结构下，城乡之间在社会、经济、文化等各方面的差异，导致农村地区缺乏吸引各类人才的工作环境。而医疗卫生领域对服务提供者的专业性、技术性的高要求与获得执业资格的高成本需要高回报的特征，加剧了农村地区卫生人才队伍引不进、留不住的问题。乡村卫生服务的公共产品特征，需要政府责任担当；同时积极发挥市场和社会资本的作用。

一、乡村卫生服务是一种公共产品

（一）政府在公共产品供给中的责任

尽管公共产品供给存在多种模式，但政府在公共产品供给中的责任问题一直备受关注。早期的学者在探讨公共产品问题时，承认了公共产品的功能与作用，认为某些产品和服务必须由政府提供。随着西方公共产品理论逐渐系统化，学者对公共产品形成了多角度的认识与理解，并把产品分为纯公共产品、准公共产品和私人产品。理论认为政府提供纯公共产品，市场提供私人产品，政府与市场共同提供准公共产品。并指出，由政府与市场共同提供准公共产品有利于供给效率的提高。

从政府职能、公共价值和社会利益的角度，政府承担着提供公共产品的责任，这也是现代政府最基本的责任之一，政府需要公平地向社会提供公共产品。亚当·斯密提出，政府的职能有三项：第一，保护社会使其不受其他社会的侵犯；第二，保护社会中的个体，使其不受他人侵犯；第三，建设并维护某些公共事业及某些公共设施[167]。在我国农村公共产品供给中，县乡政府始终是重要的"基层政府"供给主体之一，乡镇政府是基层的政权机构。

从收益的外部性看，由于公共产品在供给过程中难以出现搭车者行为，公共产品是典型的市场失灵领域，因而政府应当是公共产品的供给主体。休谟的搭便车理论和"草地排水"的例子指出，在提供公共产品中存在不劳而获的心理与行为，只有通过集体行动或者政府参与才能完成[168]。正如迈莫罗所说：公共产品对应政府供给，私人产品则对应市场供给。尽管通过理论与实践证明，私人部门和第三部门能够在公共产品供给中发挥一定作用，如在农村，第三部门、私人供给、集团供给等行为在一定程度上解决了公共产品的需求问题，但公共产品的公益性价值取向决定了政府仍然是公共产品供给的主要主体。

（二）乡村卫生服务的公共产品特征

在中国漫长的农业社会时期，乡村社会能够获得的外来资源有限，无法满足所有的公共产品需求。因此，乡村社会所需的公共产品长期由社区居民自我供给，由于资源局限，乡村公共产品的筹资和供给只能低水平适应乡村经济和社会发展，乡村社会只能提供最低限度的公共产品和举办公共事务。

现代社会农村公共产品供给制度是一个由多元主体供给农村公共产品的制度集合，包括政府供给、私人供给、合作供给以及第三部门供给，其中各级人民政府仍然是农村公共产品供给的主体。如果说农村公共产品的概念外延相对较广，那乡村公共产品更符合农村基层特征。基层医疗卫生服务是政府实施一定福利政策的社会公益事业的体现。它是促进社会公平和维护社会稳定的基石，直接关系到人们的健康和幸福。

村医在提供基本医疗服务时，重点关注的是常见病与多发病的初级诊疗和转诊服务。在 2009 年中共中央、国务院《关于深化医药卫生体制改革的意见》中明确提出"把基本医疗卫生制度作为公共产品向全民提供"。规范提供包含健康档案、健康教育、重点人群健康管理等在内的基本公共卫生服务规范，以居民健康需求为导向，以维护居民健康和健康促进为出发点，具有公共产品的基本特征，即效用的不可分割性、受益的非排他性和消费的非竞争性。同时公共卫生的社会效益大于为服务提供者带来的效益，是典型的公共产品。

二、村医职业化中的政府责任

在新经济、新常态背景下，确保为农村居民提供和获取基本医疗服务及公共卫生服务是各级政府的首要职责。村卫生室为广大居民提供的服务是必需的且具有公益性的，主要包括最基本的医疗服务和公共卫生服务。各级政府需要在村卫生室基本建设、基本医疗服务和公共卫生服务等方面加大财政投入力度，并将其纳入财政预算；各地应该根据实际情况切实提高村医岗位的吸引力，采取多种方式保障村医的合理收入，提升村医职业幸福感。

（一）资金筹集和使用，改革财政投入机制

政府作用集中表现在资金筹集和使用上。政府作为卫生筹资主体，无论是通过公共财政还是利用社会资本，都处于主导地位。通过对农村基层机构建设、人才队伍建设等方面的资金投入，实现提高人力和物力目标。2006年，卫生部等四部委下发《农村卫生服务体系建设与发展规划》，提出对"村卫生室的业务用房进行建设，配置基本医疗设备，使其具备开展预防保健和基本医疗服务的条件，完善服务功能，提高服务能力"。在村卫生室的标准化建设中，从国家、省、市和县等层次，拨付卫生室标准化建设基金。此外政府通过调整卫生服务价格，遏制医疗费用过度增长，对基层卫生机构实施一定的补贴和优惠政策，保证基层医疗机构的良性发展。

对于政府与村医之间的委托代理关系，实质上是政府（委托人）委托村医（代理人）为居民提供公共卫生和基本医疗服务，为提高其生产服务的积极性会给予一定的补偿。为了保证村医卫生服务供给的有效性，政府建立财政按公共卫生和基本医疗服务分类投入的机制。公共卫生服务的提供由政府全额保障，明确数额和投入比例，保证财政在不同领域的均衡投入。中央和地方财政承担相应的财政责任，通过转移支付保证公共卫生服务的均等化，并给予村医服务一定的补偿。基本医疗服务建立责任分担机制，由财政和农村共同分担，保证新型农村合作医疗的正常运行，适度提高农村居民在新型农村合作医疗中的筹资比重，提高风险分散能力。

政府在未来的村医财政补偿政策制定中，为提高其投入的效率，需改变原来过度依靠以服务人口数、服务量等为基础的计件式的付费方式，渐渐转变为以目标达成度为基础的绩效支付方式。在实施政府财政投资时，必须牢记，不同地区的村卫生室具有不同的医疗创收能力，避免投入标准一刀切。

（二）政府作用集中表现在区域卫生规划的制订与实施保障方面

政府在法律框架下，通过对区域内经济、人口、自然环境、卫生需求等多指标进行综合考量，统筹区域卫生规划并合理配置有限的医疗卫生资源，缓和供需双方的矛盾，改善并提升基层卫生服务的使用效率，发挥市场配备资源的最优作用，鼓励社会资本办医，满足农村居民日益增长的卫生服务需求。尤其是要注重边远贫困地区的卫生服务体系中政府发挥的作用和肩负的责任。

（三）发挥政府在村医配置中的作用

第一，政府制定适宜的村医配置政策。以服务半径作为村卫生室设置的首要标准，综合考虑当地的预期需求、地理条件和交通状况等合理设置村卫生室。村医的配置与村卫生室的设置密切相关。只有设置合理、定位正确、队伍稳定，才符合农村公共卫生和医疗卫生的科学发展观。[169]一个合理的村卫生室的设置应当兼顾公平性与可及性。因此，政府在村卫生室设置的过程中应当考虑地理分布的均衡性，以保障政府投入的有效性，即以服务半径为村卫生室设置的首要标准，考虑人口的流动性，以常住人口为服务人口统计口径，解决农村居民获得基本医疗卫生服务的地理可及性问题。在满足地理可及性要求的前提下，综合考虑当地的预期需求、地理条件和交通状况等合理配置村医。例如，四川省 l 县要求村卫生室服务范围以步行 30 分钟能到达为宜，湖北省 e 县提出建设"20 分钟医疗服务圈"。

第二，落实边远地区村医配置的政府责任。在强调地方政府履行职责的同时，上级政府需要在财政投入、人才引进与使用政策等方面提供更多支持。例如，可在乡村一体化建设下，将具备执业医师资格村医纳入国家编制；同时，可根据村医服务地区的偏远程度、经济状况建立地区差别化的收入政策，条件越艰苦的地区，政府补偿的收入水平越高，逐步达到乡镇卫生院医务人员的薪酬待遇水平，从而增强边远地区村医的岗位吸引力。只有村医的数量充足，才能保证村卫生室的持续运转。

（四）人才培养与引导上，政府责任不能缺失

对于农村岗位吸引力低的特征，需要政府动用一些强制性、引导性手段，去吸引人才到基层。例如，对一些医学人才职称晋升中的基层经历要求、让高层次医疗机构的医务人员来村卫生室对村医给予技术指导、农村医学生的订单培养等。政府通过提升村医医疗技术水平，安排村医到高层次医疗机构或医学院校进修、培训，人才引进上通过与高等院校签订定向协议，给予在校医学生学费减免，鼓励医学生到基层工作，发挥政府对村医队伍人才建设的作用。

为村医创造良好的工作环境和职业发展空间。施行在岗培训补助，政府为工作表现突出又有志愿提升工作技能的村医提供相应的培训补贴；安置补助，为愿意到缺乏医生的农村和边远地区工作的医生给予一定数额的安置补助[170]，并且一次性均用于搬迁安置；改善村医的执业环境，包括村卫生室的建设和边远地区的生活条件；拓宽岗位发展空间，鼓励村医获得更高级别的职业资格，

给予到上级机构从业的优惠待遇。

此外，政府的重要作用还体现在，运用法律法规规范农村基层卫生服务市场，保证公平竞争环境，提高卫生服务机构的运行效率。

三、多部门合力，促进村医队伍职业化建设

村医队伍建设涉及很多的利益攸关者，提高认识，主动作为，共建共享，合力推动，共同推动村医队伍建设和持续发展，为农村培养合格优秀且不断壮大的村医队伍。

（一）发挥地方人民政府的牵头作用

当地政府的目标管理中应该纳入村医队伍建设任务，并将其纳入工作绩效考核。根据省区市发布的相关村医队伍建设文件要求或标准，结合当地实际情况分阶段联合制定多个本地区村医队伍建设文件，将建设措施等纳入相关政府部门的业务职责中，以便所有相关部门都充分重视。

发挥乡级人民政府在村医队伍建设中的实质性作用。乡与村比较密切，且现在乡村一体化管理实施更加促进了乡对村的统一管理。村医队伍建设由乡级政府牵头实施，在筹资、制度建立、人员规划分配上都比较直接，通过提升统筹层次，在卫生资源有限的前提下，适度地向农村地区倾斜，可以实现卫生资源最大化，从医疗卫生资源保障上促进村医队伍建设。

（二）组成由重点部门构成的联盟机制

确定村医队伍建设可涉及的相关部门，组成村医队伍合力建设联盟，建立制度以规定联盟中各部门职责。人民政府组织作为牵头单位，是联盟的核心领导，在村医队伍建设过程中可进行指导、协调，主要负责村医队伍建设有关政策文件的制定、发布，协调处理各地方反馈的重要队伍建设存在的问题等。联盟需要发挥有关部门的合力。

（1）财政部门。结合农村当地情况和村医工作实际，为村医队伍建设拟定相关财政的中长期规划和财政资金分配办法，合理提供相关资金，包括村卫生室建设、维护、设备配备（改善村卫生室条件也是吸引村级人力的一大要点）；村医招聘、返聘的资金支出，包括开展招聘花费的资金和招聘后村医工作报酬（村医工资四大来源——村卫生室运行费、一般诊疗费、基本公共卫生费用和药品补助费用）、奖金、培养培训费用等。

（2）卫生行政部门。对村医队伍建设工作进行监督和管理，指导相关部门开展科学建设队伍工作，具体如下：制定下发加强村医队伍建设的政策意见，将村医和村卫生室纳入一体化管理范围，建立健全符合村卫生室功能定位的规章制度和业务技术操作流程；严格检查村医的录取和任用情况，资质不符、超龄等人员不得进入一体化村医队伍，对村医工作、技术等进行日常监督考核等[171]；通过进一步的教育、岗位技能培训、进修轮训等方式清理和整顿村医的队伍，以提高村医的服务技能。

（3）编制委员会办公室（编办）。参与村医队伍建设与管理的政策和改革方案的拟定，对于村医是否纳入编制等需求做出政策改革。比如：符合纳入乡镇卫生院编制内管理条件的村医，并在村卫生室工作至退休年龄的，依照有关规定参加机关事业单位养老保险并享受相应待遇。不符合纳入编制管理条件的在岗村医，由乡镇卫生院按照相关法律规定，与其订立劳动合同，建立劳动关系，实行年度工资核算形式，并按规定参加各项基本社会保险，享受相应社保待遇。[172]具体规定可通过多方调查形式，科学合理地制定。

（4）医保局。赋予村卫生室和村医在分级诊疗中的职责与权限，核定科学合理的村级诊疗费用标准，体现村医的社会价值。发挥村医作为医保基金合理使用的守门人作用，甚至可以在现有的医保政策导向基础上，赋予村医更加灵活的、体现全生命周期健康的、集合基本医疗＋基本公共卫生＋个性化服务的费用结算方式。

（三）教育部门不可缺位

地方卫生部门通过与教育行政部门的合作，落实医学生的培养特别是农村订单培养医学生的政策管理工作。打通医学高校与基层卫生机构的联系渠道，收集并反馈农村基层的卫生人才需求信息，制订并调整适宜的农村卫生人才培养方案。

（四）发挥相关事业单位在村医职业化建设中的作用

（1）乡镇卫生院及以上医疗机构。乡镇卫生院对村卫生室的管理作用，可以通过各种渠道进行激励和规范。政府可以委托乡镇卫生院对村医的招募、培训、考核和薪酬实行综合管理。卫生院通过驻派人员在卫生室，监督和指导村医的工作开展，实施帮扶提升其业务能力等，对村医工作进行考核、验收，予以奖惩。此外，可以以乡镇卫生院为中介，激励并落实对村级卫生人才的政策。

（2）医学院校。实践证明，医学专科院校、高校在招生时与有意愿从事农村卫生事业的学生签订合同，订单定向，学业结束下沉基层，可为基层医疗机构争取大量人才。因此，医学院校需细化合同规定，通过各种优惠形式（如减免学费、奖助学金等）吸引和招收学生。在教育过程中强调学生责任，约束学生行为，减少并杜绝违约现象。无论是否签订定向合同，学校均可提出在基层机构实习的要求或者鼓励，通过与村卫生室定点联系、实习指导老师匹配，激发学生从事村级卫生工作的热情，积累基层工作经验。

四、政府独立承担村医卫生服务供给的缺陷

在村卫生室以及村医的卫生服务供给当中，当政府过多甚至独立承担时，会导致医疗卫生资源的大量浪费以及医疗卫生资源的配置效率较低问题。同时，由于村卫生室处于卫生服务体系最底端，政府的投入、监督等都受到代理链长度的影响，面临低效的风险。

首先，如果政府独立承担乡村卫生服务供给，将面临委托人资金投入不足、结构不合理的问题。公共卫生和基本医疗作为公共产品，都具有明显的非排他性，正外部效应明显，都需要委托人的财政支持以及制订规划政策。我国的基本公共卫生经费在不断上升，政策要求经费划拨能够体现出村医的服务数量和付出，因此划拨到村卫生室的经费比例也在调整。但实际上在公共卫生支出不断增加的情况下，农民卫生服务的获得感并未得到明显改善。尤其在中央筹资比例高的地区，地方政府成本控制动机弱，更容易发生挤占挪用、拖延拨付项目资金的现象，一定程度上影响了这些地区基本公共卫生项目效率的提升。

其次，将面临委托人监管缺位。农村居民不仅是基层医疗卫生服务的初始委托人，同时也是受益人。原则上，农村居民作为委托人拥有监督代理人并享受医疗卫生服务带来的收益的权利。但是，由于委托人众多，"监督"成为公共品，"公地的悲剧"上演，造成无人或很少有人监督，农村居民尚未找到解决的有效途径，行使委托人监督职能。而作为代理人的政府相关机构和村卫生室的内部信息公开化程度不高，造成了委托人监管的缺位。

再次，代理链较长，可能导致代理效率低下。村卫生室作为三级医疗保健网的最底端，也是代理链的最后端，如果由政府进行全程监督，将造成高昂的监督成本，并很容易造成监督的缺失，不符合效率原则。

最后，可能产生代理链中的医疗寻租和腐败。医疗寻租是指在医疗领域中为获取利益，主体通过非生产方式获取租金的行为。由于前面讲的村级卫生服务委托人监管缺位和代理链较长的特征，利益相关的代理人可能利用监管的缺位，占有本不属于自己的医疗资源带来的收益。同时，寻租活动会导致政府官员的贪污腐败，破坏政府的公共形象，使农村居民承担较高的经济负担，造成大量医疗卫生资源浪费和经济损失。

第二节　发挥市场的改革助力

一、市场机制在农村基层卫生服务中的作用

（一）在供给中的作用

农村基层卫生服务的供给受到作为市场经济基本规律的价值规律的制约，卫生服务的供给者要运用价值规律调节其行为，以市场需求为导向，将农村居民的潜在需求转化为现实需求，并保持农村基层卫生服务供需的相对平衡；政府和社会也要根据市场状况的变化，及时调整农村基层卫生服务的供给总量。

（二）在农村基层卫生机构经营管理中的作用

市场机制是供求、价格、竞争等因素相互作用和制约的机制，农村基层卫生机构的管理应着眼于三个方面。①建立需求决策机制。农村基层医疗机构要建立以市场需求为导向的决策机制，提高市场环境的灵活应变能力，优化经营决策。②建立合理的卫生服务价格形成机制。卫生服务价格是基层医疗机构消耗的重要补偿手段，是卫生成本核算和经济效益与社会效益评价的重要手段，也是基层医疗机构参与市场竞争的有力手段。因此，物价部门要以"用较为低的价格提供相对优质的医疗服务"为目标，对成本进行科学合理的核算，给卫生服务项目予以规范定价，并遵循价值规律要求，调整不合理卫生服务价格，完善卫生服务补偿机制，部分卫生服务消耗可由市场补偿，尤其要注意体现医务人员技术和劳务价值，减轻农村患者的经济负担。③引入市场竞争机制。农村基层医疗机构属于非营利的机构，应加强内部经营与管理，充分发掘潜力，降低经营成本，提高服务质量，合理利用有限卫生资源。

（三）村卫生室建设引入市场机制

实行政府主导为主、市场调节为辅的方式分类规划设置村卫生室。实地调研发现，无论是东部地区还是西部地区，都有社会资本愿意进入村级卫生服务体系，能够提供相对优质的卫生服务，深受当地居民的青睐，同时医疗卫生服务的供给效率相对较高。因此，在政府主导下，村卫生室的设置和人员配置可以引入市场

机制，可以采取"公办民营"或者直接由民营资本进入村卫生室领域，政府通过购买服务的方式，满足农村居民对村级卫生服务的需求，从而提高村卫生室服务效率，同时，政府需加大监管的力度，保障基本医疗和公共卫生服务的质量及可获得性。

此外，根据不同地区村卫生室的重叠、缺位等现象，可根据政府主导为主、市场调节为辅的方式分类指导并规划设置村卫生室。针对村村合并后多个村卫生室重叠的地区，可由政府选择服务能力强、服务效率高的1所村卫生室作为政府认可的村卫生室，将其余村卫生室转为个体诊所并加强对其服务行为的监管；针对目前尚无村卫生室但按服务可及性要求应当设置村卫生室的地区，应由政府出资或鼓励社会资本出资建设标准化村卫生室，保障公平可及性；对地域面积广、人口居住特别分散、村卫生室建设和运转成本都很高的地区，可不设立固定的村卫生室,通过乡镇卫生院定期开展巡回医疗的方式向留守居民提供基本医疗服务，并通过建立家庭小药箱、配备常用非处方药和医用材料等措施提高居民的自我医疗能力，弥补医疗服务可及性方面的不足。

二、PPP 模式运用到村级卫生服务的构想

公共私营合作制（public private partnership，PPP）是指政府公共部门和私人部门合作完成基础设施的投资和建设，即政府、营利性企业和非营利性企业以某个项目为基础而形成的相互合作关系的模式。合作各方共同参与某个项目，共同承担责任和融资风险。PPP 已被广泛使用，可用于基础设施的投资和建设，以及许多非营利性设施的建设和融资，从而解决了政府资金不足的问题。PPP 模式在医院建设和运营中也有所运用，并经实践证明具有较好的效果。

现阶段，村卫生室发展受到现实阻碍。一方面公共财力有限，另一方面其公益性要求政府应该增加投入。引入 PPP 管理模式对于政府放权多年的村卫生室是一种新的尝试。鉴于此，基于村级卫生服务的特征，可在村卫生室村医服务供给方面加强政府与私人主体的合作，进行如下两种尝试，以提升村医的服务供给能力。

第一种，以特许经营的 PPP 模式，优化村医人才队伍。特许经营 PPP 模式，即公共部门将公立卫生服务机构租赁给私营部门经营并购买其提供的基本公共卫生服务，其中公共部门还负有监督私营部门提供服务质量的职责与权利。这种模式通过政府先期完成机构硬件和设施基本准备，降低私人投身农村基层医疗卫生服务的资本投入。实际的进入难度降低，有利于优秀的村医进入农村基层卫生服务体系。而村卫生室的资产所有权仍然归属公共部门，利于公共部门管理水平与私营部门服务能力的同步提升。

第二种，以分类服务的 PPP 模式，挖掘农村基层卫生服务创新潜力。关于农村基层医疗卫生服务可以分为基本医疗服务和公共卫生服务两部分医疗服务中的非核心服务，可以利用服务外包的方式，移交给专业的私营部门管理。首先有利于村医专注于核心服务，提升医疗服务能力、服务效率、服务态度等；其次有利于引入高质量、低成本的非核心服务，挖掘农村基层卫生服务创新潜力。

第十一章　他山之石：经验与借鉴

第一节　乡村教师队伍的职业建设

教育事业关乎民族振兴、社会发展。但在我国农村地区，乡村教师队伍发展还暴露出一些问题，其中长期存在且较为普遍的是乡村教师职业对从业者或社会人员的吸引力不足，导致了补充渠道及补充资源不足，同时乡村教师的整体素质有待提高。这些问题在一定程度上制约了基层教育的持续性健康发展[173]。针对以上问题，国家逐步加强了乡村教师职业化建设，从身份转变、准入退出、薪酬待遇、学历教育到培训、生活保障等方面采取了一系列措施，以规范乡村教师队伍建设。

一、民办教师的"亦教亦农"特殊身份

2000年以前的乡村教师队伍中，民办教师的身份活跃在农村基层教育的舞台上，在一定程度上弥补了我国农村普及中小学教育的师资不足。民办教师大部分群体集中在农村小学，极少数分布在农村的初中，其教职不属于国家教员编制内，学历一般是初中以上，身份上也较为特殊，属于"亦教亦农"性质。聘用上是由学校或村委会提名推荐，经过县级教育部门审查后予以任用。

二、民办教师转正：民转公的身份转变

在1979年以前，民办教师和公办教师的差别是微小的。特别是在中华人民共和国成立初期的七年里，由于民办教师少，和公办教师基本是同工同酬。1956年后，民办教师增多，同工同酬无法继续，但鉴于当时农村的集体经济体制和工分制，民办教师的"亦教亦农"身份并不存在"耕教"矛盾。1979年责任分田之后，双重身份导致他们的工作开展与农业生产存在矛盾，同时还存在民办教师管理混乱、任用不严谨、队伍素质低等状况。因此，国家开始了对民办教师的规范化管理，提出了"转正"的规范化方针策略。

查阅相关资料可知，我国于1978年首次提出了民办教师转正[174]，1992年

印发《关于进一步改善和加强民办教师工作若干问题的意见》提出"关、招、转、辞、退"五字工作方针。1993 年国务院在《关于〈中国教育改革和发展纲要〉的实施意见》中再次强调了"要采取措施提高民办教师待遇，逐步做到民办教师与公办教师同工同酬。今后不再增加新的民办教师。现有合格的民办教师经考核认定资格后逐步转为公办教师，不合格的要予以调整"。1997 年国务院办公厅印发《关于解决民办教师问题的通知》提出"要有计划地将合格民办教师转为公办教师"。"九五"期间，国家每年安排 20 万人左右专项指标，至 2000 年 4 年共计80 万人。国家专项指标于每年年初下达，当年有效。各地在逐年落实国家专项指标的同时，根据需要与可能，在不突破国家下达给本地区当年度"农转非"计划和增人计划的前提下，要尽可能安排一部分配套指标用于该项工作。根据《关于解决民办教师问题的通知》的要求，各级人民政府加大了解决民办教师问题的工作力度，使民办教师工作进入了一个新阶段。据统计，1999 年至 2000 年的一年时间内，全国就有 25 万名民办教师转正为公办教师[175]。

三、乡村教师职业建设的道路历程

乡村教师身份的转变为乡村教师职业化队伍建设奠定了基础，但民办教师的逐步转正也并未真正解决农村地区教师队伍建设所面临的各个关键性问题，如作为教书育人基本要求之一的教师群体素养有待提高，同时还存在师资补充渠道不足、教师教学负担重、教师队伍难以保持稳定等问题。对此，国家逐渐实行了乡村教师准入退出、薪酬待遇、学历教育、在职培训、生活保障等方面的改革，提高乡村教师队伍的稳定性[176]。

（一）资格准入

1994 年实施的《中华人民共和国教师法》第十条规定："国家实行教师资格制度。""中国公民凡遵守宪法和法律，热爱教育事业，具有良好的思想品德，具备本法规定的学历或者经国家教师资格考试合格，有教育教学能力，经认定合格的，可以取得教师资格。"第十一条对取得教师资格应当具备的相应学历分类做出了详细规定。国家首次通过法律的形式正式确立教师资格制度，规范教师行业准入，有效促进教师行业的专业化和教师社会地位的提高，同时也在政策和制度层面上保证了教师的师资，迈出了中国教育史上具有划时代意义的关键一步。1995 年公布的《教师资格条例》第二条规定："中国公民在各级各类学校和其他教育机构中专门从事教育教学工作，应当依法取得教师资格。"第四条对教师资格进行了分类并予以详细规定。2000 年颁布的《〈教师资格条例〉实施办法》对教师资格认定条件、申请、程序、资格证书管理等内容做出详细的操作性要求。以上一系列法律法规的实施为我国乡村教师队伍学历认证提供了坚实的法律保障。

（二）有序退出

民办教师的有序离岗退养直接关系到乡村教师队伍能否进行正常的新陈代谢，要让民办教师退出，首先要解决他们退出的后顾之忧，包括养老和生活等问题。

1. 民办教师的退养

1988 年我国出台了《关于农村年老病残民办教师生活补助费的暂行规定》，帮扶由于年龄增长或生病等自身身体原因不能正常投入教学工作的民办教师，1997 年我国退休民办教师的生活补助费标准已接近于公办教师，此后逐渐同步。

2. 建立民办教师保险福利基金

1992 年，国家教育委员会、国家计划委员会等部门要求进一步落实解决民办教师存在的养老保障、医疗保险、生育补助、死亡抚恤等问题，建立民办教师保险福利基金，以改善民办教师群体的工作生活，从政策层面上落实了民办教师群体的社会保障。1997 年国务院办公厅《关于解决民办教师问题的通知》中再一次强调建立民办教师保险福利基金的重要性和紧迫性，改进民办教师离岗退养办法，使年老病残民办教师的生活得到保障。同时还提出在有条件的地区，对离岗退养的民办教师可参照公办教师退休的有关规定执行。

（三）解决编制问题和职称评聘倾斜

《乡村教师支持计划（2015—2020 年）》指出："统一城乡教职工编制标准。乡村中小学教职工编制按照城市标准统一核定，其中村小学、教学点编制按照生师比和班师比相结合的方式核定""职称（职务）评聘向乡村学校倾斜""实现县域内城乡学校教师岗位结构比例总体平衡，切实向乡村教师倾斜。"除此之外还规定"乡村教师评聘职称（职务）时不作外语成绩（外语教师除外）、发表论文的刚性要求"。乡村教师职称评定是乡村教育中的备受关注的环节，该计划的实施推进了教育公平的发展[177]。

（四）薪酬待遇

2000 年以前，尽管民办教师与公办教师一样承担同样的教学任务，但其薪酬待遇不如公办教师。因此为缓解民办教师压力，国家教育委员会等部门从 1992 年开始多次提出要提高在职民办教师的工资待遇，在农村教育费的基础上附加 40% 的工资。经济条件允许的地区应逐步开展行动，采取措施使民办教师的工资逐步接近于公办教师的水平，或至少可达到公办教师水平的 2/3。1993 年《中华人民共和国教师法》的出台，为民办教师与公办教师同工同酬提供了法律保障，民办教师在成为正式职工前的工作时间得到承认，对民办教师的教龄及教龄津贴进行清算。这表明我国在民办教师转正政策上逐渐具体化、条理化和系统化。

（五）乡村教师的师资培养

我国通过拓展乡村教师补充渠道，队伍的学历水平和教育程度也在不断提高，促进了乡村教师群体的教学质量提高，农村教师队伍建设也逐步趋于规范。这一系列政策的落实，为我国基层教育的发展提供了人才力量，为我国广大农村地区的发展奠定了坚实基础，为建立稳定高素质的乡村职业化教师队伍提供了保障。

1. 实行农村学校教育硕士师资培养计划和师范生免费教育

我国于 2004 年开始实施农村学校教育硕士师资培养计划，提出具有本科学历的大学生可经过免试推荐等方式，毕业后到师范高校攻读教育学硕士专业学位，在完成硕士学位后到定点地区农村学校任教。该计划的实施不仅提高了教师的教育水平，同时也进一步缓解了农村骨干教师力量的短缺。从 2007 年开始，我国开始推行师范生免费教育，坚持以本土化培养、多种方式并进，打造符合乡村实际的乡村教师团体，进一步壮大农村教师队伍建设[178]。

2. 关于城乡教育对口支援的政策

2006 年初，教育部在推进城镇教师支援农村教育工作意见部署中提出实施城乡教育对口支援的政策，主要包括了"农村教师资助行动计划"和"城镇教师支援农村教育行动计划"两大计划。其中"农村教师资助行动计划"侧重于引导和鼓励高校的应届毕业生服务于农村基础教育，以改善乡村教师队伍结构。"城镇教师支援农村教育行动计划"则主要鼓励城镇中小学的教师给予农村教育和农村教师帮助。组织城镇教师到相应的农村学校指导示范和下乡支教；组织农村中小学教师通过挂职学习的方式到城镇学校学习，开展学科及岗位针对性培训、城乡教师轮岗工作等，这一系列措施给农村教师注入了新鲜的血液。《乡村教师支持计划（2015—2020年）》规定城镇中小学教师评聘高级教师职务（职称），应有在乡村学校或薄弱学校任教一年以上的经历，进一步促进了城乡教育对口支援工作的落地。

2006年我国开始实施"农村义务教育阶段学校教师特设岗位计划"，鼓励高校毕业生从事基层农村教育工作。此后五年里，相关部门不断招募高校毕业生到西部"两基"（即基本普及九年义务教育和基本扫除青壮年文盲）攻坚县及县以下的农村学校任教，聘期为三年，由中央财政专项资金提供工资支持。通过特设岗位计划推进学前教育巡回支教试点。

针对我国农村学前教育的薄弱局面，2010年国务院开始推广"学前教育三年行动计划"，重点支持中西部地区发展农村学前教育。设立中西部农村偏远地区学前教育巡回支教试点，极大地扶持了中西部地区发展农村学前教育。

（六）在职培训

2000年之前的民办教师可以通过师范学院进修学习，获得相应的学历、取得相应的教师资格证。后来国家逐步重视农村教师的教育培训，2003年国务院开始推进"农村教师素质提高工程"，逐步建立农村教师终身教育体系，在终身教育的要求下，教师群体的继续教育与学习尤为关键，因此以"新课程、新知识、新技术、新方法"四个新为重点培训继续教育方针进一步出台。2010年国家针对农村地区设立了"中西部农村骨干教师培训项目"。2015年在基层教师人力逐渐得到补充的基础上，国家开始进一步注重乡村教师的政治风貌和道德培养，以全面提升乡村教师的思想道德风貌。这对于提高我国乡村教师的教学水平有重要意义。

（七）精神荣誉和生活保障

我国逐步开始建立乡村教师荣誉制度，是对奉献乡村的人民教师的高度认可，尤其对于在乡村学校从教30年以上的人民教师，国家将颁发优秀乡村教师荣誉证书[179]。乡村教师的生活保障涵盖了工资补贴、住房保障、疾病救治与帮扶等方面。

国家根据农村地区的地理位置及经济状况，对乡村教师的生活补助采取差异化补助的原则，并采取中央财政拨款补贴的方式，激励乡村基层教育工作者。在疾病救助上，随着国家医疗保障制度的发展，国家对基层教师的医疗保障也采取进一步举措，在医保基础上实行重大疾病救助工作，以缓解乡村教师因病贫困、经济负担加重的危机。住房和保险问题一直是基层教育从业者忧心的问题，国家出台政策规定由政府和学校为乡村教师缴纳住房公积金和各项社会保险费用，部分地区及学校尝试多种措施解决乡村教师的住房问题，其中包括为乡村学校教师建设周转宿舍、把住房纳入当地住房保障等，为农村学校留住优秀教师提供了有力保障[180]。

第二节　国外农村与基层医生的政策

全球普遍存在农村卫生人力不足的现象。Bryan Christie 认为，医学的专业分工日益精细，以及医生在偏远地区行医会导致与专业隔绝，导致偏远地区招募医生越来越困难。在美国只有9%的医生在农村行医。在1998年，美国政府将1879个地区核定为"缺少初级卫生保健医生的地区"[181]。因此，为了解决医生短缺的问题，各国从培养、激励、教育等多个环节进行引导和干预。

一、对全科医生的教育与培养

国外无论是全科医生还是专业医生，都有严格的职业准入机制，主要通过教育、考试和资格认证来保证医生的质量。

（一）完成全科医学教育

美国基层医生需要获得学士学位，进入医学院校教育学习4年获得医学博士学位。在第三年做出选择，以全科医师作为发展方向，向举办全科医师培训项目的医院提出申请，进入全科医师培训项目，成为全科住院医师。毕业后，还要接受3年的全科医师培训项目，并要求每年参加美国家庭医学委员会组织的统一考试，合格者获得全科医师证书并注册，承担全科医师职责。[182]

英国的基层健康保健同样由全科医师提供，其培养过程和体系非常完善。在此之前需要至少9年的医学教育和岗位培训。可以总结为"5＋3＋1"，即5年的医学院校学习；毕业后1年的注册前临床实习，向英国医学会申请注册成为医师；3年的临床培训。其中，3年临床培训的时间中有2年是在医院，分别在内科、妇产科、儿科、急诊科等科室各6个月；1年在全科医生培训中心或基地接受培训。在此之后，才可以申请并努力通过英国皇家全科医师学会的考试，通过后才可注册。

澳大利亚的全科医师培养包括三个阶段：学校教育（在医学院校学习基础医

学知识和临床医学知识，6 年）、医学教育（医学毕业后以实习生身份在公立医院工作 1 年并向皇家全科医师学会申请培训职位，完成 3 年全科医师培训[183]），以及继续医学教育。

德国医学生首先要完成 6 年的医学教育，经过一年半的注册前培训和完成注册住院医师，再接受 3 年的全科医师培训，合格后颁发证书并注册[184]。

（二）在完成医学教育学制的基础上，突出全科医学和农村卫生的培训

澳大利亚的皇家全科医师学院（the Royal Australian College of General Practitioners，RACGP）在培训计划中开设了农村医学培训项目。项目周期为 4 年，重点是农村卫生和农村医疗。受训者用于全科医学训练的时间至少为 12 个月。在培训的第 4 年，受训者可在某些领域接受高级的训练[185]。

马来西亚的农村卫生中心和农村助产站的供职人员主要是各类辅助卫生人员和农村护士。医助是其中一种重要的辅助卫生人员，中学毕业后在中等卫生学校接受培养，学制为 3 年，每年有毕业生 200 名，除少数在医院供职外，大多数在农村卫生中心或卫生站供职。农村护士是一类新的以提供初级保健为目标的卫生人员，从助产学校毕业的农村助产士中挑选，并在两所同农村卫生中心建立联系的农村护士学校中接受为期半年的专门培训[186]。

（三）注重继续医学教育，列入再注册执业的条件

继续医学教育（continuing medical education，CME）是旨在帮助医疗领域工作者能够持续保持业务能力，并且获取该领域的最新知识和技能、发展动向的一种特殊形式的教育。美国提倡终身医学教育，现已发展到医生必须强制参加的阶段；取得继续医学教育学分是参加再次资格认定考试的必要条件之一。全科医师每 3 年必须获得 150 学分，每 6 年必须参加美国家庭医学委员会组织的全科医师资格再认证，合格者方能再注册执业。

英国的 CME 是非强制性的，但仍有 99% 的医生自愿参加了继续医学教育，政府每年对参加 CME 者给予一定的奖励。要想成为全科医师至少需要 9 年的医学教育和岗位培训，取得全科医师资格后，可选择在所需的社区服务，服务期间每年须提交工作报告，并接受检查评估，注册后还要参加皇家全科医师学会组织的 CME 活动[187]。

澳大利亚设有向农村医生提供继续医学教育的项目。培训项目"农村医学教育卫星网"为全科医生的交流和继续教育创造平台，农村全科医师以小组形式集中到当地的农村医院听讲，如有问题，还可通过电话或电传同网络中心联系[188]。

二、农村卫生人员的补偿机制

保证卫生人员根据所从事的工作得到适当的报酬、实现付出和回报的平衡，是留住农村卫生人员的重要措施。在许多发达国家，大多采取以产出为基础的、与绩效挂钩的支付方式。例如，美国和德国等国家实行按服务项目或者按人头支付报酬。德国的医疗保险基金组织和医学会每年对全科医生制定总预算费用，私人开业的全科医生按照服务项目收费。按服务项目收费的全科医生比收取人均医疗保险费的医生每天工作时间长，工资也高些。

此外，还有一些奖励性报酬和补助等形式。英国的全科医生是合同制雇员，在不发达的农村地区开业，集体行医和提供培训等，可以获得奖励性报酬。例如，夜里出诊、首次接诊和提供医学咨询等。补助发放作为另一个重要的补偿方式，基本上在所有国家都存在。例如，报销与工作有关的费用，美国为了吸引护士，通常会给他们报销学费。

三、改变农村卫生人力不足状况的措施

澳大利亚、加拿大、马来西亚等为了解决国家面临的农村卫生人力不足的问题，在此方面进行了一些探索。

第一，由政府直接主办项目，可以是联邦或州政府，去解决一些地方的卫生服务不足问题，如1970年建立的美国国家卫生服务合作项目。

第二，通过激励和利益关系改革等手段，包括通过经济性激励，如报酬、补助等。澳大利亚设置了安置补助、培训补助和偏远地区补助等形式，规定每一名愿意到那些缺乏医生的农村和偏远地区执业行医的医生，可以获得2万澳元的一次性搬迁安置补助；同时为了帮助偏远社区吸引和留住全科医生，全科医生在这些社区服务3年时间，就有资格获得每年5万元的补助。在泰国，在农村工作的职业医师的工资一般是其他卫生人员的数倍以上。此外，一些国家通过建立医院和基层卫生机构之间的利益协同关系，如医疗集团、医院集团，通过支付方式改革，共享结余或捆绑支付[189]，带动基层地区对健康服务的需求，提升基层的合理利益获得空间，以吸引人才。

第三，通过改变医学教育体系来保障人才供给。例如，建立农村医学教育系列，举办农村定向型医学院，鼓励、培训和分派更多愿意去农村行医的卫生专业人员[190]。同时配套以教育奖励政策，如澳大利亚组建农村大学生筹划指导委员会，将医学院中面向农村的课程同资金分配联系起来，为农村全科医师奖励计划提供了资助，开发医学院一级的农村医学课程。

　　第四，政府通过出台政策以尽可能地限制人才流失。马来西亚规定：毕业分配的卫生官员（指从事卫生防疫的人员）必须在单位工作 3 年以上、医生必须工作 5 年以上、护士工作 3 年以上方可申请外调，如中途外调必须向政府交纳 3 万～5 万马来西亚林吉特。

　　第五，通过加强农村医学、基层健康需求的宣传，增强民众认识。在澳大利亚，为引导农村的学生报考医学院，医学院校开展了诸如在学生中举办医学专业宣传日、播放农村医学专题节目等活动。

参 考 文 献

[1] 冉一凡，高红霞，杨维平，等. 江苏大丰家庭医生签约服务促进分级诊疗探讨. 中华医院管理杂志，2018，(7)：532-535.

[2] 马军. 紧扣当前政策要点促进学校卫生工作发展.中国学校卫生，2017，38（2）：161-163.

[3] 郭胜，李江峰，唐立岷. 分级诊疗制度下我国基层医疗卫生机构发展现状分析.中国初级卫生保健，2019，33（10）：32-34，51.

[4] 霞飞. 赤脚医生第一人王桂珍. 党史博览，2012，(5)：45-49.

[5] 温益群."赤脚医生"产生和存在的社会文化因素. 云南民族大学学报（哲学社会科学版），2005，22（2）：60-63.

[6] 邵德兴. 赤脚医生与农村合作医疗制度变迁. 中共浙江省委党校学报，2010，(4)：57-62.

[7] 周冬梅. 乡村医生的角色变迁研究. 安徽农业科学，2013，41（6）：2763-2765.

[8] 王泗通. 从苏北某村看新农合制度下乡村医生的角色变迁. 医学与社会，2015，(2)：52-54，61.

[9] 卫生部办公厅政研室调查组. 乡村医生自办卫生机构是一种值得提倡的办医形式——对临清市万庄大队王升文自办诊所的调查. 农村卫生事业管理研究，1984，(4)：53-55.

[10] 凤贤道，杨浩.农村卫生工作改革的尝试——乡村医生、卫生员联合集资办医是一种好形式. 农村卫生事业管理研究，1985，(1)：24-25，23.

[11] 王兴仁. 乡村医生独资办医的限制性对策探讨. 中国卫生事业管理，1991，(5)：213-215.

[12] 朱文伟. 论"赤脚医生"现象与中国农村卫生体制改革. 才智，2014，(14)：303-305.

[13] 谭晖，黄冬梅，尹文强，等. 基于关键事件法对新形势下乡村医生的角色职能研究. 中国卫生事业管理，2016，33（10）：768-770.

[14] 李晓东，王心阔，丰云，等. 青海省医改前后乡村医生队伍建设状况比较研究. 中国农村卫生事业管理，2016，(12)：1524-1527.

[15] 张广东. 豫东南地区乡村医生队伍建设中存在的问题及对策. 中国卫生法制，2017，25（6）：65-68.

[16] 孙葵，尹文强，黄冬梅，等. 新医改形势下乡村医生收入状况及其对职业心态的影响. 中国卫生事业管理，2016，(5)：371-373.

[17] 仇爱红，王桂春，丁骏，等. 多措并举保障村医待遇着力提升镇村一体化"网底"效能. 中国初级卫生保健，2014，(7)：30-32.

[18] 叶清，高红霞，张慧，等.2010 年至 2015 年乡村医生流入流出对比分析. 中华医院管理杂志，2018，34（6）：510-514.

[19] 汤少梁，曹力，李原. 南京市乡村医生养老保险状况调查及其影响因素分析. 广西医学，2016，38（9）：1267-1271.

[20] 杨练，黄云霞，郑思佳，等. 四川省乡村医生保障情况研究. 中国初级卫生保健，2015，

29（2）：16-17，21.

[21] 蔡昌. 乡村医生的劳动关系与社会保险. 中国社会保障，2016，（4）：62.

[22] 赵婥. 乡村医生医疗责任保险的几点建议. 前进论坛，2015，（3）：20.

[23] 张翠云，张建华，滕文杰，等. 基于文献分析的我国乡村医生领域问题研究. 中国全科医学，2015，（31）：3846-3848.

[24] 王玉，王晓燕，刘炫麟，等. 从村卫生室的运行机制谈农村卫生政策的断裂与弥合. 卫生软科学，2014，28（2）：65-68.

[25] 曲衍波，赵丽銮，柴异凡，等. 乡村振兴视角下空心村多维形态识别与分类治理——以山东省禹城市房寺镇为例. 资源科学，2021，43（4）：776-789.

[26] 赵庆会. 东川聚落空间分布特征及适宜性分析研究. 昆明理工大学硕士学位论文，2020.

[27] 葛超凡. 乡村社区建设问题的分析与研究. 新农业，2021，（10）：34-35.

[28] 张钰山，张勇，张方圆. 新型城镇化背景下村镇聚落空间类型划分方法流变研究. 建筑与文化，2021，（5）：38-39.

[29] 国家卫生健康委员会. 中国流动人口发展报告2018. 北京：中国人口出版社，2018.

[30] 年猛. 人口城镇化的三重失衡及其对策. 中国发展观察，2017，（6）：39-40.

[31] 潘玉辰，霍玉璨. 河南省农村信息消费需求探析. 现代商业，2018，（5）：34-35.

[32] 刘川. "村通"工程2014年度任务超额完成. 邮电设计技术，2015，（1）：30.

[33] 高娜. 中国农村留守老人问题研究综述. 农村经济与科技，2011，22（5）：112-115.

[34] 韩兆柱，张丹丹. 整体性治理理论研究——历程、现状及发展趋势. 燕山大学学报（哲学社会科学版），2017，18（1）：39-48.

[35] 曾凡军. 论整体性治理的深层内核与碎片化问题的解决之道. 学术论坛，2010，33（10）：32-36，56.

[36] Yash G P. The Political Economy of Law. New York：Oxford University Press，1987.

[37] 李厚本. 职业化内涵探析——兼论职业化研究的几个视角. 职业时空，2010，（7）：121-122.

[38] 郭宇强. 工会工作职业化的一个分析框架. 中国劳动关系学院学报，2008，22（5）：51-54.

[39] 尹保华. 社会工作职业化概念解读. 社会工作下半月（理论），2008，（4）：18-20.

[40] 李立新，刘方勇. 我国法官职业化改革进程回顾与展望——以改革试点方法和模式为实证分析视角. 法学杂志，2010，（6）：100-103.

[41] Wilensky H L. The professionalization of everyone?. American Journal of Sociology，1964，70：137-158.

[42] 杨秀丽. 新生代农民工职业化研究. 西安：西北农林科技大学，2014.

[43] Larson M S. The Rise of Professionalism：A Sociological Analysis. Berkeley：University of California Press，1977.

[44] Forsyth P B，Danisiewicz T J. Towards a theory of professionalization. Work and Occupations，1985，12（1）：59-76.

[45] 郭晨炜. 以职业化为导向的新员工入职培训. 中国人力资源开发，2008，（4）：20-23.

[46] 刘喜才. 浅论企业员工队伍的职业化建设. 就业与保障，2005，（1）：18.

[47] 曾准. 高校辅导员职业化概念界定与要素分析. 职业时空，2008，（8）：19.

[48] 吴艳华，李明宝. 社区矫正工作队伍职业化建设研究——以社会管理创新为视角. 河南司法警官职业学院学报，2016，14（2）：26-30.

[49] Cahill S E. The boundaries of professionalization: the case of north American funeral direction. Symbolic Interaction, 1999, 22（2）: 105-119.

[50] 闫永海. 企业经营者职业化及其理论基础. 市场周刊（商务）, 2004,（8）: 30-32.

[51] 高红霞, 刘露华, 李浩淼, 等. 我国乡村医生职业建设探讨. 中华医院管理杂志, 2016,（11）: 855-859.

[52] 卞辉. 农村社会治理的本土资源初探——从乡规民约的法经济学和法社会学价值出发. 社会科学家, 2012,（3）: 46-49.

[53] 马克思, 恩格斯. 马克思恩格斯全集（第1卷）. 中共中央马克思恩格斯列宁斯大林著作编译局译.北京: 人民出版社, 1956.

[54] 兰英. 论《青年在选择职业时的考虑》的当代价值. 学理论, 2014,（29）: 254-256.

[55] 刘国强, 李长亮, 曲洪美, 等. "中国梦"语境下民办高校大学生社会主义核心价值观教育创新研究. 菏泽学院学报, 2016, 38（3）: 124-127.

[56] 刘露华, 李浩淼, 施利群, 等. 基于价值的乡村医生职业薪酬制度探讨. 中国卫生经济, 2017, 36（2）: 13-16.

[57] 张小娟, 朱坤. 乡村医生补偿和养老问题解决思路——基于九龙坡区的实证研究. 中国初级卫生保健, 2014, 28（2）: 3-6.

[58] 迟蕊. 人工成本预算在企业运用中的几点体会. 人口与经济, 2007,（S1）: 47-48.

[59] 陈玉, 杨银学. 从管理学角度分析公立医院人力成本. 合作经济与科技, 2015,（15）: 102-103.

[60] 袁维萍. 农村医疗卫生与乡村医生体制调查研究.长春: 吉林科学技术出版社, 2015.

[61] 翁冰冰, 高睿鑫, 邹海燕, 等. 健康档案在全科医生实行全生命周期健康管理中的应用探讨. 现代医院, 2020, 20（7）: 1035-1038.

[62] 张洪彬. 2007-2016年某院门急诊人次与住院人数的回归分析. 中国医院统计, 2018, 25（3）: 235-236.

[63] 张冬娟, 潘伟毅, 吴瑞红, 等. 福建省扩大国家免疫规划前后疫苗预防接种服务效果评价. 预防医学论坛, 2014,（11）: 809-812.

[64] 于丽玲, 吕兆丰, 王晓燕, 等. 村落环境中的乡村医生执业心理与职业信念. 中国医学伦理学, 2013, 26（5）: 599-601.

[65] 候贵林, 高红霞, 韩丹. 乡村医生在农村新型冠状病毒肺炎疫情防控中的作用及其存在的问题. 医学与社会, 2020,（5）: 48-53.

[66] 钱晓烨, 迟巍. "考证热"的经济学解释——我国职业资格认证收入效应的实证分析. 经济资料译丛, 2013,（2）: 24-36.

[67] 刘晓君, 谭绍清, 胡永新, 等. 论增设乡村全科执业助理医师资格考试的必要性及可行性. 中国卫生政策研究, 2015, 8（9）: 64-68.

[68] 徐国平, 王家骥. Primary Health Care-基础医疗卫生服务应该在中国新医改中得到正确理解和全面实施. 中国全科医学, 2015,（32）: 3893-3900.

[69] 冯攀, 李檣, 杨芳丽, 等. 2016—2018年度乡村全科执业助理医师资格考试准入人员初步分析. 中国乡村医药, 2019, 26（21）: 3-5.

[70] 杨芳丽, 邹杰文, 李檣. 乡村全科执业助理医师资格考试试卷分析与评价. 中国全科医学, 2017, 20（16）: 1983-1986.

[71] 许刚柱，李亚军，赵航，等. 我国全科医生培养的现状、问题及思考. 中国当代医药，2016，23（26）：177-179.

[72] 邹海燕，高红霞，陈梦雪，等. 农村家庭签约医生岗位胜任力理论模型构建. 中华医院管理杂志，2020，36（5）：417-421.

[73] 张鑫岩. 中国乡村全科执业助理医师岗位胜任力模型构建研究. 沈阳：中国医科大学，2020.

[74] 莫海韵. 广东省不同地区家庭医生签约服务现状及对策研究. 广州：广州医科大学，2017.

[75] 张蓓，段爱旭. 大同市家庭医生签约服务现状调查与分析. 中国农村卫生事业管理，2019，39（10）：731-735.

[76] 张馨遥. 基于"以人为本一体化"模式的福州市全科医生胜任力评价研究. 福州：福建医科大学，2018.

[77] 杨辉，韩建军，许岩丽，等. 中国全科医学行业十年发展：机会和挑战并存. 中国全科医学，2022，25（1）：1-13，28.

[78] 孙华君，陈平，黄登敏，等. 家庭医生签约服务现状及对策. 卫生经济研究，2018，（11）：50-53.

[79] 宋俊岩. 医学生临床思维能力评价指标体系的建立及实证研究. 青岛：青岛大学，2015.

[80] 马秀君，王涛，闵佩华，等. 全科医生岗位胜任力评价指标的研究进展. 职业与健康，2019，35（2）：277-279，282.

[81] 郑嘉堂，孔玉侠，董爱梅. CanMEDS-FM 框架介绍及其应用实例分析. 中国全科医学，2017，20（8）：918-921.

[82] 杜长宇. 乡村医生供给农民基本医疗卫生服务的有效性研究. 保定：河北大学，2009.

[83] 郭伟龙，贾金忠，石洪兴，等. 乡村两级卫生人员现状与配置公平性评价. 中国卫生经济，2012，31（7）：53-56.

[84] 朱晨姝. 医疗卫生资源配置中的公平与效率——国际经验的比较与借鉴. 济南：山东大学，2010.

[85] 于景艳，李树森，于淼. 卫生经济学视阈中卫生服务公平与效率的关系研究. 中国卫生经济，2008，（9）：70-72.

[86] 高红霞，叶清，陈迎春，等. 时间要素对乡村医生队伍数量配置的影响辨析. 中国卫生事业管理，2020，37（10）：757-760.

[87] 田孟. 乡村治理转型与村级卫生人力资源配置变迁. 中国卫生经济，2016，35（2）：45-50.

[88] 田孟，孙敏. 村社视角下农村医疗卫生问题研究新进展——读《村社力量与农村基层卫生服务治理模式研究》的思考. 中国卫生政策研究，2015，8（5）：54-61.

[89] 刘露华. 签约服务模式下乡村医生配置数量的研究. 武汉：华中科技大学，2018.

[90] 王奋宇，李路路. 中国城市劳动力流动：从业模式·职业生涯·新移民. 北京：北京出版社，2001.

[91] 何平，赵晓娟，刘博，等. 农村基层卫生人员激励偏好与现状分析. 卫生经济研究，2013，（6）：54-57.

[92] 张翠云，张建华，滕文杰. 山东省乡村医生收入现状及影响因素分析. 中国卫生事业管理，2014，（12）：933-934，942.

[93] 张曾昱，尹桂萍，刘洪志，等. 如何使乡村医生高效利用大学图书馆电子文献资源. 科技文献信息管理，2008，（3）：6-7，25.

[94] 钱矛锐，杨竹，陈永忠. 乡村医生运行机制存在的问题及其对策研究. 医学与哲学（人文社会医学版），2009，30（3）：59-61.

[95] 周尚成，李显文. 绩效工资改革下的基层卫生机构薪酬制度构建. 卫生经济研究，2009，（11）：19-20.

[96] 黄超，赵靖. 美国公共医疗保险对医生薪酬支付模式改革的回顾及最新政策介绍. 中国卫生经济，2016，35（11）：91-93.

[97] 于倩倩，尹文强，黄冬梅，等. 新医改形势下乡村医生的收入补偿现状及对策研究. 中国全科医学，2014，17（28）：3356-3358.

[98] 李辉，付译节，朱天民，等. 家庭医生服务质量评价体系构建初探. 卫生软科学，2014，28（2）：98-99.

[99] 胡金伟，尹文强. 前景理论及其在乡镇卫生院人才建设中的应用. 中华医院管理杂志，2015，31（5）：365-367.

[100] 田疆，张光鹏，任苒，等. 中国乡村医生队伍的现状与发展. 中国卫生事业管理，2012，29（2）：127-129，157.

[101] 史甲奇，贾红英，高鸽. 我国乡村医生养老保障现状及对策. 医学与社会，2010，23（1）：35-37.

[102] 郑功成. 中国社会保障改革与制度建设. 中国人民大学学报，2003，（1）：17-25.

[103] 那军，邢立莹，杨晓丽，等. 职业风险、工作压力和组织公平对医生工作倦怠的影响. 现代预防医学，2014，41（17）：3105-3108，3126.

[104] 赵贝贝. "新医改"下的村医财政补贴制度研究. 财会学习，2018，（16）：24，26.

[105] 王毓倩，李航，李沁洁，等. 乡村医生医疗风险分担研究. 医学与法学，2015，（2）：52-55.

[106] 刘兰秋，赵然. 我国乡村医生执业风险分担机制的构建研究. 中国全科医学，2013，16（40）：4024-4026.

[107] 佚名. 医责险如何"破冰前行"？. http://news.163.com/14/0824/09/A4DET6N500014AEE.html [2014-08-24].

[108] 余金东，刘磊妹. 歙县村医队伍现状分析及对策. 安徽预防医学杂志，2015，21（1）：54，64.

[109] 欧丽. 商业养老保险的现状及发展对策. 致富时代月刊，2010，（3）：70.

[110] 周静，李跃平. 基于需求视角的乡村医生养老保障研究. 中国农村卫生事业管理，2020，40（4）：265-268.

[111] 李浩淼，高红霞，施利群，等. 职业化视域下在岗乡村医生养老保障解决思路探析. 中国卫生事业管理，2018，（1）：50-53.

[112] 高雪娟. 工具主义理念下医疗责任保险模式之构建. 医学与哲学，2018，39（11）：56-59.

[113] 王静，邢红娟. 女医生性别和职业发展的关系探讨. 经济师，2019，（7）：258，260.

[114] 胡文文，阎明. 国内职业认同研究综述（2005-2019）. 现代工业商贸，2019，（31）：77-80.

[115] 王东. 中职专任教师职业稳定的影响因素研究. 职业技术教育，2010，（10）：53-58.

[116] Deshpande S P. The impact of ethical climate types on facets of job satisfaction: an empirical investigation.Journal of Business Ethics，1996，15：655-660.

[117] 罗晶. 基于双因素理论的辅导员职业认同研究. 改革与开放，2016，（10）：94-95.

[118] 刘爱春，赵小云，许晓静，等. 高职院校学生职业认同现状研究——基于对 10 所旅游类

高职院校学生的调查. 江苏教育研究，2017，（12）：3-6.

[119] 张冬莹，郑婵娇，黄翔，等.全科医生职业认同感影响因素分析及策略研究. 中华全科医学，2014，12（11）：1836-1838.

[120] 张春梅，朱慧芬，缪芳芳，等. 国外护士职业认同的研究及启示. 护理学报，2009，16（22）：4-6.

[121] 孙涛，迟沫涵，王菲，等. 乡村医生职业认同、工作投入、工作嵌入和转行意愿关系研究. 中国农村卫生事业管理，2013，33（11）：1218-1221.

[122] 王胜. 赤脚医生群体的社会认同及其原因分析——以河北省深泽县为个案. 河北省第四届社会科学学术年会，2009.

[123] 国家职业分类大典修订工作委员会.中华人民共和国职业分类大典（2015 年版）.北京：中国劳动社会保障出版社，中国人事出版社，2015.

[124] 董屹，贾东梅，王晨，等. 村落中"关系认同"对村级卫生人力资源配置的影响与伦理研究——基于对北京市 H 区的实地调查研究. 中国医学伦理学，2017，30（8）：972-977.

[125] 刘露华，施利群，方鹏骞，等. 乡村医生自我身份认同及其影响因素分析. 中华医院管理杂志，2016，32（11）：859-862.

[126] 沈艳玲. 长治市乡村（社区）医生队伍现状调查及对策. 中国公共卫生管理，2015，31（1）：125-126.

[127] 张凌，蔡红星，刘莹. 对地方医学院校实施"本科教学工程"的思考. 教育与职业，2014，（27）：32-33.

[128] 付洪涛. "政校院"联动订单定向培养农村医学人才模式的实践探析. 现代教育科学，2014，（6）：108-111.

[129] 施利群，贾红英，吴燕萍，等. 浙江省农村订单定向培养医学生履约意向分析. 中国卫生事业管理，2017，34（3）：227-230.

[130] 魏守宽，冯小君，沈维. 构建和谐社会视角下完善欠发达地区医疗卫生服务体系的探究——以奉化市大堰镇为例. 中国初级卫生保健，2015，29（3）：3-5.

[131] 李志远，宋若萌，黄琳晏，等. 我国乡村医生流失现状研究. 医学与社会.2021，34（11）：37-41.

[132] 高强.深化医药卫生体制改革. 决策与信息（中旬刊），2014，（4）：59-61.

[133] 王靖元. 依托乡村一体化管理，解决乡村医生养老保险问题. 卫生经济研究，2007，（11）：8.

[134] 匡莉，冯惠强，马远珠. 推进乡村卫生组织一体化的障碍——基于行动者中心的制度主义分析. 中国卫生政策研究，2012，5（6）：37-42.

[135] 李杰. 试析乡镇卫生院与村级卫生室的一体化管理. 行政事业资产与财务，2021，（8）：46-47.

[136] 臧礼忠，刘宝，姚经建，等. 乡村医生隶属管理的探索. 中国卫生事业管理，2009，26（4）：263，277.

[137] 郭国建，李颜华，陈瑜. 从劳动关系与劳务关系的区别谈工程用工. 现代商业，2012，（15）：73-74.

[138] 夏杏珍. 农村合作医疗制度的历史考察. 当代中国史研究，2003，（5）：110-118，128.

[139] 苗艳梅，杨斌，丁建定. 中国社会保障发展水平指标体系与实证分析. 社会保障研究，2013，（3）：12-17.

[140]《团结》编辑部课题组，张栋. 新中国以来医疗卫生事业的发展轨迹. 团结，2011，（2）：29-32.

[141] 董屹，王晨，李娜，等. 卫生政策外部环境对北京市某区乡村医生队伍建设影响的质性研究. 中华医院管理杂志，2018，34（3）：221-225.

[142] 周航. 中国农村社区医疗卫生服务体系建设研究.哈尔滨：东北林业大学，2010.

[143] 王夏玲. 村卫生室产权多样风险责任承担迥异. 中国社区医师，2011，27（9）：4.

[144] 王昕天，汪雷.乡村医疗卫生系统一体化管理实践评述及政策转型. 贵州财经大学学报，2015，（3）：92-99.

[145] 孟庆杰，宋立华，王少华，等. 村级卫生组织乡村一体化管理的历史沿革研究. 中国农村卫生事业管理，1999，（5）：14-16.

[146] 祝菁菁. 按人头支付对乡村一体化组织治理的影响研究. 上海：复旦大学，2014.

[147] 项远兮. 基于乡村一体化管理政策的农村卫生服务资源整合研究. 武汉：华中科技大学，2015.

[148] 卢祖洵，姚岚，金建强，等. 各国社区卫生服务简介及特点分析. 中国全科医学，2002，（1）：38-39.

[149] 田淼淼. 中国西部地区乡村卫生服务一体化管理政策效果评估研究. 武汉：华中科技大学，2013.

[150] 贾昊男，罗开富，王亚蒙，等. 利益相关者视角下的紧密型县乡村医疗服务一体化模式——基于云南省临沧市云县经验. 中国农村卫生事业管理，2019，39（5）：309-314.

[151] 张超，陈新淑，阮修珍，等. 院村联办形式的可行性分析——枝江市百里洲镇乡村一体化管理的调查. 医学与社会，1999，（6）：52-54，63.

[152] 毛旭，赵砚. 湖北枝江：村医多劳就多得、退休有养老. http://www.jcys.com/zcjj/107503.html[2018-01-16].

[153] 周婧. 甘肃省部分地区乡村医生服务能力及服务现状研究.兰州：甘肃中医药大学，2018.

[154] 李新民，赵红征，曾庆义，等. 对乡村医生纳入正式编制的思考. 卫生经济研究，2014，（9）：50-52.

[155] 李靖，马爱萍，云立新. 乡村医生队伍管理制度构建研究. 中国初级卫生保健，2015，29（6）：5-7，10.

[156] 张亚. 新医改背景下乡村医生激励机制研究. 重庆：重庆工商大学，2015.

[157] 郭善帅. 新公共管理视野下的公立医院编制改革研究——以T医院为例. 中共北京市委党校硕士学位论文. 2020.

[158] 张雨薇，武晋，李小云. 村医与国家：从深度嵌入到偏差嵌入. 湖北社会科学，2020，（4）：44-54.

[159] 彭礼，王旭霞. 改革开放以来农村教师政策演变与发展. 农技服务，2020，37（9）：136-139，142.

[160] 中央组织部组织二局. "加强党的基层组织建设"调研报告之一：为让"头雁"飞更高.http://wz.wenming.cn/ll_pd/dj/201207/t20120710_749813.shtml[2012-07-10].

[161] 中共湖北省委政策研究室课题组,陈世强.关于湖北省村干部报酬待遇问题的调研报告. 中国延安干部学院学报，2015，8（2）：48-53.

[162] 佚名.镇江：核增660个事业编制给村医. 中国社区医师，2012，28（39）：22.

[163] 李双. 机构编制改革视角下事业单位人力资源管理体制创新研究.商讯，2021，（8）：187-188.

[164] 安徽省委编办.积极推进编制周转池制度建设. 中国机构改革与管理，2020，（3）：20-21.

[165] 毛振华. 天津泰达医院取消事业编制改革观察. http://www. banyuetan.org/chcontent/jk/jkzx/shgz/2017120/219030.shtml[2017-01-20].

[166] 陈醇，叶清和，高红霞，等. 我国乡村医生职业化转变意愿调查. 医学与社会，2019，（4）：38-41.

[167] 斯密 Y. 国富论. 唐日松，等译.北京：华夏出版社，2006.

[168] 休谟 D. 人性论. 关文运，郑之骧，译. 北京：商务印书馆，2014.

[169] 祝亮. 浙江省海盐县乡村医生执业现状调查分析. 中国预防医学杂志，2007，（4）：491-492.

[170] 胥娇，薄红，董靖竹，等. 澳大利亚全科医生培养经验及其对中国的启示. 西北医学教育，2014，（3）：427-429.

[171] 舒萍. 对加强乡村医生队伍建设的思考. 中国农村卫生，2012，（3）：66-67.

[172] 柯青林，徐凌忠. 乡村医生养老保障模式研究. 中国卫生事业管理，2011，28（12）：937-938.

[173] 李国寅，张贵付. 破解乡村教师发展难题. 中国教师报，2020-01-22（15）.

[174] 王献玲.中国民办教师始末研究.杭州：浙江大学，2005.

[175] 杨卫安. 乡村小学教师补充政策演变：70 年回顾与展望.教育研究，2019，40（7）：16-25.

[176] 任胜洪，黄欢. 乡村教师政策 70 年：历程回顾与问题反思. 吉首大学学报（社会科学版），2019，40（6）：41-50.

[177] 王海峰. 关于乡村教师职称评定的相关研究述评. 科教文汇（中旬刊），2020，（1）：22-23.

[178] 马多秀. 我国乡村教师队伍本土化培养及其实践路径. 中国教育学刊，2019，（1）：93-96.

[179] 吴玉龙，田春. 基于 ERG 理论视角的乡村教师队伍激励机制建设探究——以广西为例. 高教论坛，2019，（8）：62-66.

[180] 赵新亮. 提高工资收入能否留住乡村教师——基于五省乡村教师流动意愿的调查. 教育研究，2019，40（10）：132-142.

[181] 于浩，陈英耀. 浅析美国农村的医生短缺问题. 中国医院管理，2002，(11) ：58-60.

[182] 冀慧玲，胡海霞，吴昊，等.PBL 教学模式对全科医师的效果分析. 长春中医药大学学报，2016，32（5）：1064-1067.

[183] 孟笑梅，潘新艳，董琪. 国内外全科医生培养的比较研究. 河北医药，2013，35（15）：2359-2360.

[184] 王鹏鹏，韩冰，仰曙芬. 国内外全科医师培养模式比较. 中国高等医学教育，2013，（6）：7-8，27.

[185] Tang N，Eisenberg J M，Meyer G S. The roles of government in improving health care quality and safety. The Joint Commission Journal on Quality and Safety，2004，30（1）：47-55.

[186] 梅人朗. 马来西亚近代卫生服务和卫生人力的发展简史. 国外医学（医学教育分册），1998，（1）：43-46.

[187] Miller S H，Thompson J N，Mazmanian P E，et al.Continuing medical education，professional development，and requirements for medical licensure：a white paper of the conjoint committee on continuing medical education.The Journal of Continuing Education in the Health Professions，2008，（2）：95-98.

[188] 安燕. 加拿大和澳大利亚的农村医学教育. 国外医学（医学教育分册），1999，（4）：16-20，30.

[189] 朱坤，张小娟. 美国责任保健组织的发展及启示. 中国卫生政策研究，2012，5（12）：40-45.

[190] Graham R，Roberts R G，Ostergaard D J，et a1.Family practice in the United States：a status report. The Journal of the American Medical Association，2002，288（9）：1097-1101.

后　记

　　笔者从小生长在农村，成长的记忆中充满着浓浓的乡村之情，不但挥之不去，而且随着年龄渐增而不断增长，以至于后来竟转变了研究方向，选择农村基层卫生服务作为新的研究阵地。因为可以有更多的机会回到农村，去感受农村的气息与纯朴，去见证农村的生活和发展，这也算是让自己在学术研究的道路上追梦去了。

　　村医是半个多世纪以来一直活跃在我国农村社会里的特殊队伍。村里老百姓凡有个头痛脑热、小孩子肚子疼什么的，都会首先想到找村医去看。不用管是半夜还是凌晨，都能找得到村医。抱上孩子飞奔或是骑上自行车，十几分钟就能到达村卫生室。所以，村医对农村老百姓而言，是不可缺少的。

　　但这支队伍的发展遇到了瓶颈，无论是从技术能力还是待遇保障等方面，与社会需求的差距逐渐明显。特别是在农村日新月异的环境变迁下，村医队伍反而显得有些停滞不前了。有些人甚至有了取消村医的想法，幸好政府的态度坚定，农村健康卫士一直没有缺位，但是需要改革，需要破茧。

　　破茧意指突破村医原先半医半农身份限制，赋予他们一个清晰的职业身份。多年来，身份限制成了村医队伍建设的一道屏障，国家多项政策文件在现实推进中呈现怪圈。村医的执业资格上不去、待遇没保障、新人不愿来等，都与身份问题有关。于是笔者就想，如果有一天，村医成为一个清晰的职业，队伍的职业资格准入、待遇保障、职业发展等都形成一套循环，村医可以肯定地对自己和社会说"我是一个专业的医生"，那么村医队伍状况会不会改变呢？

　　这就是本书提出对村医队伍进行职业化建设的出发点，也是村医队伍的良好前景。当然，该想法的提出并不是凭空的，而是在参考教师、律师等多项职业建设历程的基础上，根据村医具体特征进行职业化建设的理论构建和路径探索。在书稿的写作过程中，国家和地方对村医队伍的改革一直未停止，尽管"职业化"这几个字没有正式被提出，但是从改革实践中可以发现政府对村医职业建设的方向和决心。微信公众号"基层医界"的一条推文让笔者十分振奋，是关于湖北省卫生健康委员会招聘基层医疗卫生专业技术人员的做法，通过改变村医身份给他们一个可以向上发展的平台，文中指出这一做法"让入职村医岗位的卫技人员看到了希望"。

　　本书是对村医队伍职业化建设的理论探讨，由于涉及村医的社会价值、功能定位、七大职业要素等内容，实属一个庞大的系统，密切又复杂。在完成书稿过程中，得到了很多的支持和帮助。同事陈迎春教授和张研副教授无论从精神上还是行动上都给了笔者强大的鼓励，我们三个人一起做研究，一起下现场，聚在一起讨论时经常是观点、意见和反驳一起上，只为了让研究更加落地。热情又可爱的学生们，李浩淼（人称大师兄）、刘露华、张慧、叶清、李云萧、候贵林、施利群、苏贷（人称三师姐）、常静胼等，来了一批，又毕业了一批，但研究一直在持续、在传递。另外，研究现场得到了国家卫健委基层卫生健康司相关处室，以及湖北省、安徽省、甘肃省、浙江省、江苏省、四川省等省市卫生健康委员会相关处室的支持。最后，对家人的感谢必不可少，写作过程中难免出现心情烦躁或衣食不香等时刻，家人均以宽大的胸怀进行包容和理解。

　　真心想说一句：做研究不容易，完成书稿也不容易，还好今天终于可以暂时画个句号了。当然，对于村医队伍的研究而言，应该是省略号，因为有太多值得继续深入思考的东西在等着自己。

2021 年 8 月